運動・からだ図解

初学者でも動作分析がよくわかる1冊

リハビリで役立つ

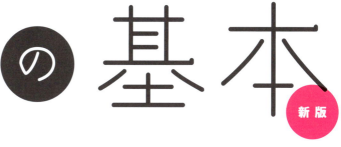

動作分析

BASICS OF MOTION ANALYSIS

の基本

新版

国際医療福祉大学大学院教授 石井慎一郎

はじめに

　私たちは、さまざまな動作を組み合わせて日常の生活を営んでいます。ところが、骨折や脳卒中による運動まひが原因で、あるいは加齢による関節の運動制限や筋力低下などにより、日常生活動作の遂行が難しくなることがあります。

　このような症例に対するリハビリテーションにおいては、「なぜ、その動作の遂行が困難なのか？」を見極めることが重要です。動作障害の原因となっている筋力低下や関節可動域制限を見つけ出して改善しなければなりません。やみくもにできない動作をただ繰り返し練習しても、動作障害は改善しません。この、患者の動作パターンを観察し、動作障害の原因を特定していくプロセスを「動作分析」といいます。リハビリテーションに携わる専門職にとって、動作分析が重要な臨床評価であることは誰もが認めるところなのです。

　日常生活動作を構成する要素的な動作は、寝返り、起き上がり、起立・着座、歩行であり、この4つの動作を基本動作といいます。日常生活動作は、基本動作の組み合わせによって成立しているため、臨床場面ではまずこの4つの基本動作を分析し、問題点を導き出し、改善をさせることで日常生活の質の向上を図ります。そのプロセスのなかで、動作を観察して問題点を導き出すプロセスが最も難しいといわれているのです。

　動作分析のポイントは、その動作を可能にするメカニズムを知ることです。患者の動作のフォームをただ観察するだけではなく、どのメカニズムに問題があるのかを注意深く分析することが重要で、そのための分析手法については、すでに先行の専門書があります。

　本書は、「動作分析」の初学者版という位置づけで、動作分析の視点と、臨床上よく観察される異常動作についてエッセンスをわかりやすくまとめました。初学者が動作分析を学び、その概要を理解するための入門書として重要な部分をピックアップし、わかりやすい表現方法で解説をしました。皆さんの学習の手助けになれば幸いです。

　　　　　　　　　　　　　　　　　　　　　　　　　石井慎一郎

CONTENTS

はじめに ……………………………………………………………………… 3
本書の使い方 ………………………………………………………………… 10

第1章　動作分析の基本 …………………………………… 11

●臨床における動作分析
「動作分析」とは何か………………………………………………… 12
動作メカニズムとは何か…………………………………………… 14
逸脱運動と代償運動………………………………………………… 16

●動作障害に関与する機能障害
筋肉が機能不全に陥る原因①……………………………………… 18
筋肉が機能不全に陥る原因②……………………………………… 20
関節可動域の異常…………………………………………………… 22
知覚異常と情動的要因……………………………………………… 24

● column　理学療法士という仕事の"将来性" ……………………… 26

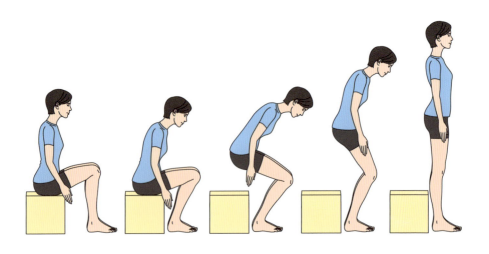

第2章　姿勢制御のバイオメカニクス　27

- ●基本動作の姿勢制御
  - バイオメカニクスとは何か……………………… 28
- ●静止姿勢とバイオメカニクス
  - 静止姿勢と力の釣り合い………………………… 30
  - 姿勢制御の基本…………………………………… 32
- ●体位の変化と身体重心の制御
  - 静止姿勢と身体重心……………………………… 34
- ●身体重心移動のバイオメカニクス
  - 身体重心の移動…………………………………… 36
- ●重心制御と股関節
  - サイドステップにおける身体重心移動………… 38
- ●column　リハビリテーションの"公定料金"はいくら？……… 40

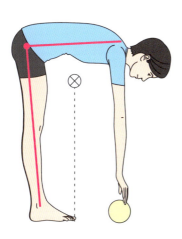
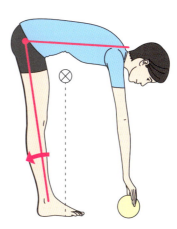

CONTENTS

 第3章　寝返り動作の分析……………………………………… 41

● 基本動作＜寝返り動作＞の概要 ●
　　寝返り動作の基本……………………………………… 42
　　伸展回旋と屈曲回旋…………………………………… 44
　　屈曲回旋のシークエンス……………………………… 46
● ＜寝返り＞動作を可能にするメカニズム
　　屈曲回旋における頭頸部の制御……………………… 48
　　屈曲回旋における上側肩甲骨………………………… 50
　　屈曲回旋における下側肩甲骨………………………… 52
　　屈曲回旋における上部体幹…………………………… 54
　　屈曲回旋における働きのスイッチ…………………… 56
　　屈曲回旋の体重移動…………………………………… 58
● 目視による動作分析＜寝返り＞
　　寝返り動作の全体観察………………………………… 60
　　頭部の動作異常………………………………………… 62
　　上肢の動作異常………………………………………… 64
　　肩甲骨と体幹の動作異常……………………………… 66
　　下側上肢と下肢の動作異常…………………………… 68
● column　バイオメカニクスの歴史…………………… 70

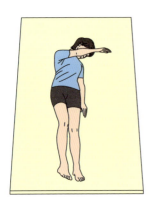

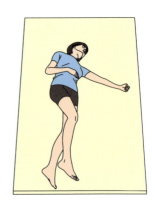

第4章　起き上がり動作の分析 ……………………………… 71

●基本動作＜起き上がり＞の概要
- 起き上がり動作の基本 …………………………………… 72
- 起き上がり動作のパターン ……………………………… 74
- 起き上がり動作のシークエンス ………………………… 76
- on elbowと回転軌道① …………………………………… 78
- on elbowと回転軌道② …………………………………… 80

●＜起き上がり＞動作を可能にするメカニズム
- 肩甲帯の安定化 …………………………………………… 82
- 第3相から第4相への移行 ……………………………… 84
- 体重移動におけるアームライン ………………………… 86

●目視による動作分析＜起き上がり＞
- 起き上がり動作の全体観察 ……………………………… 88
- 上肢による過剰努力 ……………………………………… 90
- 手すりの使用／カウンターウェイトの不活性 ………… 92
- 手をつく場所の問題 ……………………………………… 94
- 下側上肢で体重が支えられない ………………………… 96
- 長座位への移行で重心を移動できない ………………… 98

●column　リハビリテーションの評価指標「FIM」 …………… 100

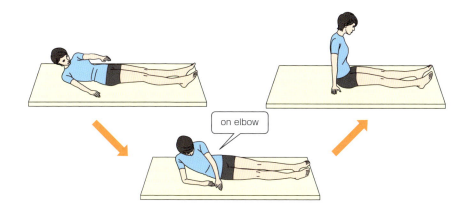

CONTENTS

第5章　起立・着座動作の分析　　101

- ●基本動作＜起立・着座＞の概要
    - 起立・着座における運動パターン①　　102
    - 起立・着座における運動パターン②　　104
    - 起立動作のシークエンス　　106
    - 着座動作のシークエンス　　108
- ●＜起立＞動作を可能にするメカニズム
    - 起立動作における2つのポイント　　110
    - 殿部が離床する際のポイント①　　112
    - 殿部が離床する際のポイント②　　114
    - 身体重心の変化　　116
- ●＜着座＞動作を可能にするメカニズム
    - 身体重心の制御　　118
- ●目視による動作分析＜起立・着座＞
    - 全体像の観察ポイント　　120
- ●目視による動作分析＜起立＞
    - 第1相〜第3相の観察ポイント　　122
    - 重心の前方加速が不十分な原因　　124
    - 殿部の離床がうまくできない原因①　　126
    - 殿部の離床がうまくできない原因②　　128
    - 体幹の過度な前傾と左右非対称の動作　　130
- ●目視による動作分析＜着座＞
    - 第1相〜第3相の観察ポイント　　132
    - 尻もちをつくような着座動作　　134
    - ●column　ロコモティブシンドロームとサルコペニアとフレイル　　136

8

第6章　歩行の分析 …… 137

●基本動作＜歩行＞の概要
- 歩行運動の特徴 …… 138
- 歩行動作のシークエンス …… 140
- 立脚相の詳細① …… 142
- 立脚相の詳細② …… 144
- 遊脚相の詳細 …… 146

●＜歩行＞動作を可能にするメカニズム
- heel rockerの役割 …… 148
- ankle rockerとforefoot rocker …… 150
- 下肢の各関節の働き …… 152
- 下肢の各筋の働き …… 154
- 重心の上昇 …… 156
- 下肢が前方に振り出される …… 158
- 骨盤の水平移動 …… 160

●目視による動作分析＜歩行＞
- 全体的な特徴の観察 …… 162
- 初期接地におけるかかと接地 …… 164
- 膝関節の過伸展 …… 166
- 膝が崩れる …… 168
- 立脚初期に膝関節が曲がってしまう① …… 170
- 立脚初期に膝関節が曲がってしまう② …… 172
- トレンデレンブルグ徴候とデュシェンヌ徴候 …… 174
- 立脚中における膝関節の不具合 …… 176
- 立脚後期に股関節が伸展しない …… 178
- 遊脚相での下肢や体幹の動作の異常 …… 180
- 遊脚した下肢を分回す歩行 …… 182
- ●column　起立や歩行の動作を助ける機器とその選択 …… 184

索引 …… 185

本書の使い方

● 臨床における動作分析
逸脱運動と代償運動

- 動作分析では、逸脱運動と代償運動という言葉がよく使われる。
- 逸脱運動とは正常動作ができ、違った運動をしてしまうこと。
- 代償運動とは正常動作ができず、代わりの運動をしてしまうこと。

ポイント
単元の重要事項を、ポイントを挙げて箇条書きでわかりやすくまとめています。

側注
側注に入る注釈には、以下の2種類があります。

本文中の大切な用語を解説しています。

単元のテーマの理解をより深めるために、さらにくわしい解説や新しい理論などを紹介しています。

カラー図解イラスト
動作分析に必要な各動作をイラストで解説。わかりやすく見やすいイラストで、単元の理解をさらに助けます。

コラム
Athletics Column はスポーツ全般に関する知識をさらに深める関連知識を、column は単元内で解説した内容に関する幅広い関連知識を掲載しています。ほかに、各章末にもコラムを掲載しています。動作分析や理学療法士に対する知識が充実する内容です。

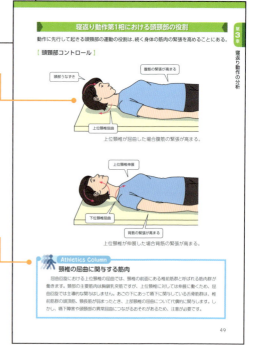

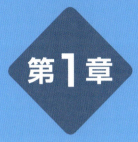

動作分析の基本

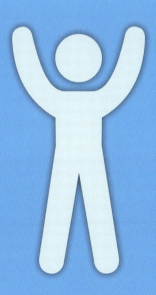

動作分析の基本

● 臨床における動作分析

「動作分析」とは何か

POINT
- ■「動作」が"生物"と"物体"の決定的な違い。
- ■動作分析とは動作の観察から動作能力の問題点を探ること。
- ■正常動作との比較だけでなく、原因を推察することが重要。

「動くこと」は「生きること」

　生物と単なる物体を分ける決定的な違い……それは、自らの身体を保つために動くか動かないかではないでしょうか。物体は時の流れに任せて朽ちていくだけですが、生物は自ら動いて食物を求め、命をつないでいきます。実際、弱肉強食の自然界では、動けなくなった個体を待ち受けているのは「死」のみ。動くことは生きることでもあるわけです。

　幸い、人はけがや病気で身体が思うように動かなくなっても、それだけで命まで落とすことはありません。しかし、痛みや不快感が残ったり、生活上の不便が生じたりします。そこで、低下した動作機能を回復させるために実施されるのが身体訓練、つまりリハビリテーションです。

4つの動作から問題点を探る

　医師の診断に基づいて患者のリハビリテーションを支援する理学療法士や作業療法士は、個々の患者の動作から、日常生活における円滑な活動を妨げる要因を探り、見きわめていきます。このプロセスを動作分析と呼びます。

　動作分析は理学療法において極めて重要です。療法のプログラムを組み立てるための"ベース"になるからです。具体的には、基本動作と呼ばれる日常生活に必要な4つの動作（寝返り動作、起き上がり動作、起立・着座動作、歩行）を分析して患者の動作能力の問題を拾い上げ、原因を推察し、療法に落とし込んでいきます。

　動作分析は、正常動作との単純比較ではありません。さまざまな側面から分析して推察を重ね、特定していきます。

 キーワード

理学療法
身体に障害のある者に対し、その基本的動作能力の回復をはかるため、治療体操その他の運動を行なわせたり、電気刺激、マッサージ、温熱その他の物理的手段を加えたりすること。

作業療法
身体または精神に障害のある者に対し、主としてその応用的動作能力または社会的適応能力の回復をはかるため、手芸、工作その他の作業を行なわせること。

理学療法士
医師の指示に基づき理学療法によるリハビリテーションを行なう医療従事者。略称はPT。理学療法士及び作業療法士法に基づく国家資格（厚生労働大臣免許）。

作業療法士
医師の指示に基づき作業療法によるリハビリテーションを行なう医療従事者。略称はOT。理学療法士及び作業療法士法に基づく国家資格（厚生労働大臣免許）。

 メモ

理学療法と作業療法
理学療法は基本的動作能力の回復を目的とする。作業療法は、社会復帰を目指し、具体的な作業によって応用的動作能力の向上を目指す。

動作分析の目的を知る

動作分析は、対象者の基本動作と呼ばれる4動作(寝返り動作、起き上がり動作、起立・着座動作、歩行)から、円滑な活動を妨げる原因を探っていくプロセスである。正常動作との単純比較に終わらず、問題を収拾し、原因を推察して療法プログラムを立案することが大切である。

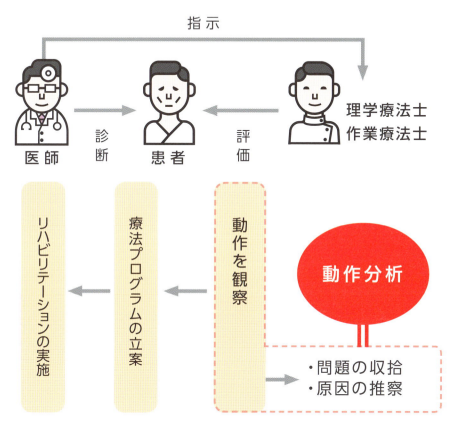

Athletics Column

理学療法士と「みなしPT」

理学療法士は厚生労働大臣が免許する資格で、大学、短大、専門学校等の養成教育機関で3年以上(作業療法士の資格保持者は2年以上)学んだ者に受験資格が与えられます。ただし理学療法自体は、日本運動器学会や全国病院理学療法協会が実施する講習会を受講し試験に合格するなど、一定条件をクリアした看護師や柔道整復師などであれば、定められた基準施設内で保険対象の施術として行なえる場合があります。通称「みなしPT」といいます。

動作分析の基本

● 臨床における動作分析

動作メカニズムとは何か

POINT
- 1つの動作は複数の動作メカニズムで構成される。
- 「できない」動作を誘導し患者の反応を観察する。
- 誘導と反応をもとに仮説を立てて原因の特定をはかる。

動作の基本単位

　動作分析を行なうには、基本となる**動作メカニズム**を理解しておく必要があります。日常生活の**基本動作**は「**寝返り**」「**起き上がり**」「**起立・着座**」「**歩行**」の4つに分類できますが、これらの基本動作も複数のメカニズムが組み合わさって発現します。つまり、ある動作に障害が認められる場合、発現に働く複数のメカニズムのどれかに異常が生じていることになります。どの、あるいはいくつのメカニズムに異常を来たしているのか、一つひとつ丹念に検証して特定する必要があります。

問題の「誘導」と「仮説」の立案

　動作分析の基本は**目視観察**ですが、それだけでは原因究明にまでは至りません。理学療法では、患者ができないという動作をあえて行なってもらいながら、問題の特定をはかります。これを**誘導**といいます。

　「できない動作」を行なわせるので、誘導の際には**介助**が必要となります。その**介助量**から、動作メカニズムのどこにどのくらい問題があるかを、ある程度推測することができます。患者の反応を入念に観察して、どのくらいの介助量が必要なのかを見きわめていくのです。

　このように、**理学療法士**は誘導を繰り返し行ない、その時々の患者の反応から**仮説**を立て、原因の特定につなげていきます。そのためには多くの情報と動作メカニズムについての理解、**解剖学**や**運動学**などの知識のほかに、観察力と想像力が必要です。

キーワード

基本動作
日常生活を送るために必要な4動作。寝返り、起き上がり、起立・着座、歩行。

動作メカニズム
ある動作を発現するために、身体で発動する一連の動き。動作の構成要素。

誘導
正常動作に問題がある対象者に、あえて当該動作を行なわせて、問題の原因特定をはかること。

メモ

介助量
問題のある動作を他者がサポートする際、どれくらいの大きさの支援が必要か、をはかる。数値化する場合もある。

動作は動作メカニズムの組み合わせで成り立つ

1つの動作は複数の動作メカニズムの組み合わせで成立している。動作メカニズムに1つでも異常があると、動作全体に影響し、動作障害となって発現する。

【例：起立動作のメカニズム】

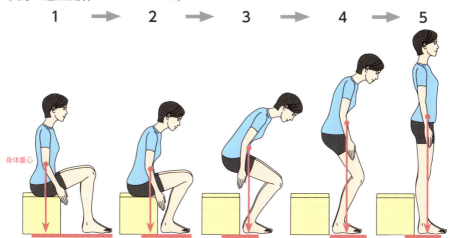

誘導の介助量と推測される問題

誘導に必要な介助量	推測される問題
運動の方向を誘導する	機能ではなく方略（やり方）に問題がある
運動に必要な力を補助する	筋力低下や運動まひの影響
患者の力に拮抗しなければ誘導できない	過剰努力、欠落する運動の代償、連合反応（→ P64 参照）、疼痛回避、恐怖心の影響
介助しても運動を誘導できない	可動域の制限による影響

動作分析の基本

● 臨床における動作分析

逸脱運動と代償運動

POINT
- 動作分析では、逸脱運動と代償運動という言葉がよく使われる。
- 逸脱運動とは正常動作ができず、違った運動をしてしまうこと。
- 代償運動とは正常動作ができず、代わりの運動をしてしまうこと。

逸脱運動とは何か

逸脱運動とは、正常な動作がとれず、異なる運動をしてしまうことをいいます。例えば、歩行で、足を踏み出して身体を前方に運び、脚の真上に体幹が来た際、膝が必要以上に伸びて、後方に脚が反り返ってしまう動作障害がこれに当たり、膝関節の過伸展という歩行における逸脱行動です。本来は脚がまっすぐ上方に伸びているべきなのです。

逸脱運動は、一連の動作の中に1つとは限らず、複数存在するのが一般的です。その1つを理学療法で正常化すると、ほかの逸脱運動も正常動作に置き換わることも珍しくありません。これは1つの逸脱行動がほかの部位に波及して別の逸脱行動を引き起こしているからです。

代償運動とは何か

一方、代償運動とは、正常な動作を行なえず、その代わりに行なってしまう運動をいいます。例えば、歩行の立脚中期（→P140参照）に、踏ん張っている脚の側に体幹を曲げてしまう動作障害があります。これは股関節の筋力が低下していることが原因で、脚を十分開けない代わりに、体幹を傾けるという代償行為で全身の安定を保とうとするものです。歩行という動作は一応できていますが、片方の脚に大きな負担がかかるため、将来的に新たな障害を引き起こす可能性があり、放置することは危険です。

多くの場合、代償運動は目立つので関心が向きやすいのですが、原因に直結する逸脱運動と違い、原因に付随して起こる異常運動なので、注意して見分ける必要があります。

キーワード

過伸展
関節は本来まっすぐのポジションまでしか伸びないが（完全伸展）、これを越えるポジションまで伸びる関節の異常。back knee とも。

メモ

立脚中期
歩行における立脚相（シークエンス）の中間に当たる相。踏み出した足が接地し、もう片方の足が地面から離れた瞬間から、踏ん張っている足のかかとが地面から離れるまでの間のこと。

膝関節の過伸展が逸脱運動として起こる場合の仮説
膝関節の伸展拘縮、大腿四頭筋の著しい筋力低下、弛緩性のまひ、大腿四頭筋の異常な緊張、れん性、足関節の底屈拘縮、下腿三頭筋の過剰な緊張による背屈制限などが考えられる。

動作分析の要
理学療法上などの"誘導"によって患者の運動がどう変化するかを観察すること。

動作分析における代表的な2つの動作

動作分析における代表的な2つの動作は逸脱運動と代償運動。

逸脱運動

動作はいくつかのシークエンスから成るが、正常動作から外れた運動が入り込むことがある。これを逸脱運動という。

歩行運動時に、膝関節は中立であるのが正しいが、大腿四頭筋が異常に緊張していたり著しく筋力低下していたりすることが原因で、膝関節が反ってしまう＝過伸展してしまう運動のこと。

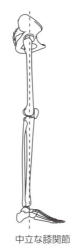
中立な膝関節

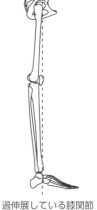
過伸展している膝関節

代償運動

代償行動は、文字通り「何かの代わりに」行なわれる行動のことを指す。

同様に、歩行時に、本来なら脊柱も中立であるのが正しいが、股関節あるいは大腿四頭筋の筋力が低下しているために、体幹を前傾させることで代償している様子。

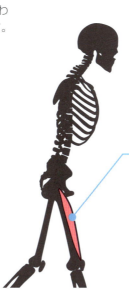

> 股関節あるいは前もも（大腿四頭筋）の筋力不足を、体幹を前傾させることで補っている。

17

動作分析の基本
●動作障害に関与する機能障害
筋肉が機能不全に陥る原因①

POINT
- 筋肉が機能不全に陥る原因は、末梢性と中枢性がある。
- 末梢性原因の筋力低下は筋の萎縮や疾患、外傷などによる。
- 遠心性収縮能力の低下は歩行に問題を起こしやすい。

筋肉が「機能不全」に陥る原因

　異常運動の背景には関与する筋肉の機能障害があります。ただ、その内実は単純ではなく、張力や収縮形態、複数の筋肉の役割分担などさまざまな要因があります。本書では、ある動作にかかわる筋肉が必要な作用を十分発揮できない状態にあることを、筋肉の機能不全と呼びます。

　筋肉が機能不全に陥る原因は末梢性と中枢性があります。末梢性原因には筋疾患や外傷、末梢神経損傷、廃用性筋萎縮などがあり、筋力を低下させて動作傷害を起こします。

末梢性原因による筋力低下

　末梢性の原因による筋力低下の要因の1つは筋肉量の減少です。筋力は、筋肉の断面積に比例し、筋線維の萎縮や減少によって断面積が小さくなると低下します。もう1つの要因は神経的要因です。筋線維と神経線維は連動して運動単位を構成し、神経系に制御されているため、筋力と神経の状態は密接な関係があります。

　仮に、十分な筋力を発揮できる状態にあっても、最適なタイミングで反応して筋線維が収縮しないと、必要十分な筋力を出すことができません。その結果、動作に不具合が生じます。

　筋肉の収縮は、求心性収縮、遠心性収縮、等尺性収縮に分類されます。それぞれ機能が異なりますが、動作障害を抱える患者の多くは、遠心性収縮の能力に問題を抱える傾向があります。遠心性収縮は、主に歩行で使われる収縮形態であるため、歩行動作に障害が起きやすくなります。

 キーワード

機能不全
組織や臓器の機能が正常に働かない状態。筋肉の場合、筋力の低下やまひなど神経の問題が考えられる。

廃用性萎縮
主に長期の寝たきり状態によって起こる身体機能低下（廃用症候群）の1つ。安静状態が長く続いたことで、筋肉や関節が萎縮する状態。

運動単位
1つの運動ニューロン（神経細胞）と、それが支配する複数の筋線維の組み合わせから成る構成単位。

求心性収縮
短縮性収縮ともいう。筋肉の長さの短縮を伴う。関節運動を伴いながら一定の力を継続して発揮する等張性収縮の1つ。

遠心性収縮
伸張性収縮ともいう。筋肉の長さの伸張を伴う。関節運動を伴いながら一定の力を継続して発揮する等張性収縮の1つ。

等尺性収縮
アイソメトリック・コントラクションともいう。関節運動を伴わずに一定の力を発揮し続ける収縮。筋肉は一定の長さを維持する。

筋肉の収縮様式とその違い

筋肉は力を発揮するために収縮する。収縮には、大きく分けて3つのタイプがある。これを、アームカールにおける上腕二頭筋を例に図示した。あわせて運動制御の関係から見た3つの機能的役割を表にまとめた。

【 筋肉の収縮様式 】

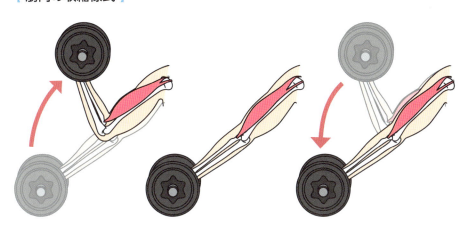

求心性収縮
ダンベルを持ち上げる動作での収縮。上腕二頭筋は、肘関節を曲げるため、短くなりながら、ダンベルの重さに拮抗する力を発揮し続ける。

等尺性収縮
ダンベルを持って静止する状態を続けるときの収縮。上腕二頭筋は、長さを変化させずに、ダンベルの重さに拮抗する力を発揮し続ける。

遠心性収縮
ダンベルを下ろす動作での収縮。上腕二頭筋は、肘関節を伸ばすために長くなりながら、ダンベルの重さに拮抗する力を発揮し続ける。

求心性収縮と遠心性収縮は、どちらも動作を伴う収縮である。関節を動かしながら一定の力を発揮し続けることから、「等張性収縮」(アイソトニック・コンストラクション)と総称される。

【 筋肉の収縮形態とその機能 】

収縮の形態	機　能
求心性収縮	運動の加速(アクセル)
遠心性収縮	運動の減速（ブレーキ） 衝撃の吸収（ショックアブソーバー）
等尺性収縮	支持や安定化

第1章　動作分析の基本

動作分析の基本

●動作障害に関与する機能障害

筋肉が機能不全に陥る原因②

POINT
- 中枢性の原因は中枢神経系が受けたダメージ。
- 中枢性の運動制御障害は筋活動の時間的制御を不能にする。
- 筋力は「不使用の学習」によってさらに低下する。

中枢性原因による制御障害

一方、**中枢性原因**による筋肉の**機能不全**は、脳卒中や脊髄不全まひなどの**中枢神経**が受けたダメージによるもので、筋肉収縮の持続時間やタイミングなど、時間的な**制御**が阻害され、定型的な運動パターン以外の選択的な運動や、複数の筋肉を協調的に使う運動などができなくなります。

例えば、ふくらはぎにある**ヒラメ筋**や**腓腹筋**は**足関節**に関与して足の**底屈**を制御していますが、ここに脳卒中の典型的な後遺症である**れん縮**が起こると、足は底屈したままになって、"つま先歩き"しかできなくなります。れん縮がヒラメ筋・腓腹筋の**遠心性収縮**を阻害するためです。

何もしないと筋肉はダメになる

原因が末梢性か中枢性かにかかわらず、**機能障害**がある部位の使用を長期間避けていると、関与する筋肉の使用頻度が減るため、筋力低下をまねきます。そうなると、障害部位の使用をますます避けて**代償運動**に頼るようになるため、筋力低下はさらに助長されます。

こうした行動パターンは、筋肉だけでなく、神経系にも影響を及ぼします。筋肉を使用しないことで、本来の運動機能を司っていた脳の領野が減少する一方、代償運動に関係する領野が拡大し、本来機能の低下がさらに進む……という悪循環に陥ります。これを**不使用の学習**と呼びます。

また、障害がある動作をあえて行ったことで、痛みや失敗を経験し、それが障害のある部位の使用を避ける動機につながることもあります。これも不使用の学習といえます。

キーワード

ヒラメ筋
ふくらはぎにある、足関節の底屈にかかわる筋肉。

腓腹筋
ふくらはぎにある、足関節の底屈や膝関節の屈曲にかかわる筋肉。

底屈
足先を下方へ曲げること。

れん縮
筋肉が極度に緊張し、意識的なコントロールができない状態。いわゆる"つっぱり"や"こわばり"。手や足、肘、膝が曲がったままになったり、手が握りこぶしのままになったりすることなどを指す。

メモ

不使用で筋力が落ちる理由
筋肉の使用頻度が減ると筋力が低下するのは、運動単位が減少するため。筋線維とこれを制御する運動ニューロンは運動単位を構成しているが、筋肉の不使用が長期間続くと、その筋肉を司っていた運動ニューロンは消滅する。結果、運動単位が減少し、筋力が低下する。また長期間の不使用は、力の入れ方、身体の使い方も忘れさせ、運動単位のさらなる減少を招く。

中枢性の運動障害の現れ方

中枢性の運動障害は、主に筋活動の時間的な制御が行なえなくなる。つまり、筋活動の持続時間が長くなるあるいは短くなる、また筋活動のタイミングが早すぎたり遅すぎたりしてしまう、など、時間にかかわる制御が不能になりがちである。

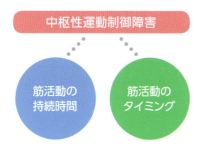

その他、典型的な運動パターンから逸脱した行動をとったり、複数の筋を協調的に動かすことができなくなったりする。その結果、クローヌスと呼ばれるれん縮の一種が誘発されることもある。

不使用の学習

正しい動作ができないと、代償運動をしたり努力量を増やしたり、なんとかして正しい動作をしようとする。その体験と結果が悪循環となり、これを不使用の学習という。

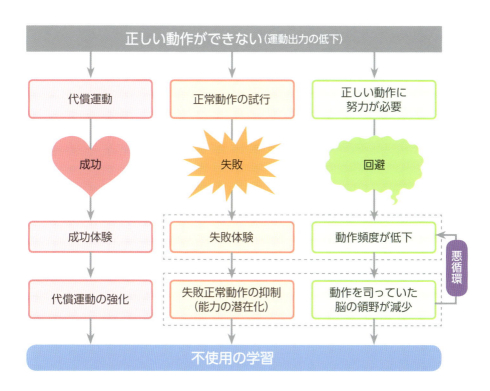

動作分析の基本

● 動作障害に関与する機能障害

関節可動域の異常

POINT
- 関節可動域の異常をまねくのは強直と拘縮。
- 拘縮を起こすのは筋肉の過緊張。
- 関節靭帯の張りがなくなると関節は過剰可動を起こす。

関節や筋肉を「動かせない」ということ

　関節は身体動作の要で、可動範囲が制限されても逆に広すぎても、動作に異常が生じます。

　関節可動域の制限は、一次的可動域制限と二次的可動域制限に大別されます。前者は関節の外傷や疾患によるもの、後者は関節外の障害（まひ、痛みなど）に伴うものです。また、可動を制限する要因には、関節を構成する骨、軟骨、靭帯、関節包などの変化による強直と、筋肉、腱、神経、血管、皮膚などの変化による拘縮があります。前者は関節そのものが固くこわばり動かせない状態、後者は筋肉や腱などが固まって関節を動かせない状態です。拘縮は、自分ではもちろん、他人が動かそうとしても動きません。

筋肉が固くこわばる原因

　筋肉の過緊張とは、筋が緊張したまま緩まない状態をいいます。筋肉の伸び縮みがコントロールできず、状況に応じた筋肉の長さと出力を保てなくなっているわけです。これは、何かの損傷に対する防御であることが多く、例えば、痛みを避けるために関節の動きを抑えようとして、無意識に筋肉を緊張させることが考えられます。これを筋性防御といいます。

　一方、関節が大きく動きすぎるのは、関節靭帯の張力が低下したことによります。骨が適正な位置に定まらず、過剰に動いてしまうわけです。関節は不安定になって関節面の適合性が失われるため、運動障害を引き起こしたり、関節可動域の制限を起こしたりしかねません。

キーワード

強直
関節を構成する骨や軟骨、靭帯、関節包などが病変して周辺組織などと癒着し、円滑な可動を失った状態。

拘縮
筋肉などが主に過緊張により伸縮性を失って固まり、関節の可動が損なわれること。

過緊張
筋肉の緊張が何らかの原因で解けなくなり、収縮状態が持続すること。

メモ

筋性防御
関節を動かすことで痛みが生じる場合、筋肉を過緊張させることで関節の可動を抑え、疼痛を避けようとする防御反応。

関節可動域が制限される2大原因

関節可動域が制限される原因には、大きく分けて以下の2つがある。1つは関節に起因するもので、もう1つは関節以外に起因するものである。

関節可動域制限

一次的制限
関節の外傷や疾患による。強直、つまり骨・軟骨・靭帯・関節包などの関節構成体そのものの変化によって起こる運動制限

二次的制限
拘縮、つまり強直以外の皮膚・筋肉・腱・神経・血管などの変化に基づいて起こる運動制限

【 拘縮の種類 】

関節可動域の二次的制限である拘縮は、主に以下の4種類に分けられる。

皮膚性拘縮	皮膚の熱傷、創傷、炎症などによる瘢痕が原因
結合組織性拘縮	皮膚組織、靭帯、腱などの結合組織の伸縮性低下
筋性拘縮	筋の短縮、萎縮
神経性拘縮	疼痛を回避するために反射的に強制肢位を長くとることで起こる。反射性

column　肩こりも筋肉の過緊張

　筋肉の過緊張の典型例に肩こりがあります。首筋から肩、背中に分布する筋肉群（特に広範囲を占める僧帽筋）が過緊張を起こして固くなり、血管を圧迫して血流を悪化させます。すると酸素や栄養分が細胞に十分届かず、結果として疲労物質が蓄積されて神経を刺激し、張りやこわばりなどの不快感、痛みなどを引き起こします。
　過緊張なので筋肉を弛緩させることが必要です。肩を叩いたりマッサージしたりするのは理にかなっているわけです。

動作分析の基本

● 動作障害に関与する機能障害

知覚異常と情動的要因

- 疼痛は動作異常の典型的な要因。
- 深部知覚の異常で平衡を欠くと代償運動を起こす。
- 動作に影響を及ぼすものには情動的な原因もある。

痛みの回避は典型的な異常動作

動作障害は関節や筋肉などの異常だけでなく、知覚異常によっても起こります。特に疼痛を避ける逸脱運動は、ほかの動作に優先します。疼痛は恐怖なので、意識の大半が回避行動に向かい、自由度は低くなります。

この運動にはパターンがあります。1つは関節や筋肉の動きに伴う疼痛がある場合で、それを誘発する運動を避けるような動き、つまり痛い部分をかばうような小さな動きになります。もう1つは荷重によって一定の範囲に疼痛をおぼえる場合で、運動する時間や範囲を極端に減らすように動きます。片方の足を着くと痛いとき、接地時間が短くなるようにチョコチョコ歩く場合などがそれです。

バランスの不安定に伴う代償運動

知覚は触覚、温覚などの表在知覚と固有受容器からの深部知覚に大別されますが、深部知覚に異常があると、身体の位置情報の把握が困難になるため、全身の平衡バランスを制御することができなくなり、姿勢が不安定になります。そうなると不安に駆られ、安定を保とうとして関節を固定して運動の自由度を抑制したり、逆に明瞭な知覚を得ようとして強く勢いのある代償運動を発現したりします。

疼痛や身体の不安定に対する恐怖や不安など、感情や心理状態などの情動的原因も、関係します。リハビリでは、課された動作に「失敗するかも」という心配が筋肉を緊張させ、思うような結果につながらないことが多々あります。そのため、情動的原因の除去も重要な課題です。

 キーワード

表在知覚
痛覚、温覚、触覚、冷覚など。対して深部知覚には、関節の角度などの運動覚、圧覚、深部痛、振動痛などがある。

固有受容器
筋肉や腱、関節にある、位置や動き、力の情報を把握する受容器。刺激を受けて反応する細胞のこと。

深部知覚
位置覚、平衡覚、圧覚、振動覚など。

不安・恐怖による動作障害

「うまく動けないのでは」「前はもっと動けた」など、不安や恐怖が大きいと、萎縮して動作障害が起こることも。リハビリでは、このような「情動的な要因」の取除も大切である。

【 二次的な姿勢・運動障害 】

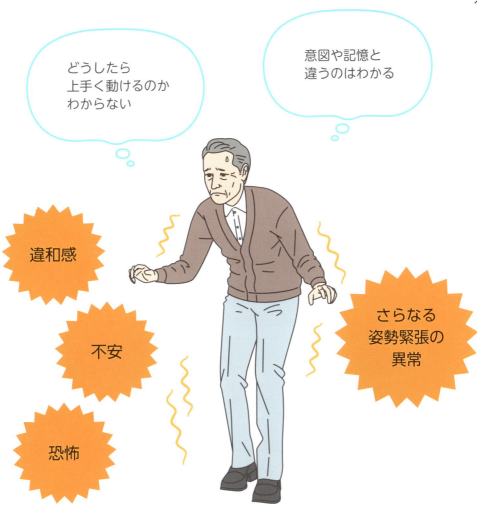

理学療法士という仕事の"将来性"

　いろいろな人が、いろいろな理由で、本書を読んでいると思いますが、そのうち理学療法士を志望する人は、かなりの割合を占めるのではないかと推察します。また、本書を手にしたことで、理学療法士の仕事に関心をもったという人もいるかもしれません。

　第1章で触れたように、理学療法士は法的裏づけのある国家資格です。「理学療法士および作業療法士法」の施行は1965年（昭和40年）、同法に基づく最初の理学療法士（183人）が誕生したのは、翌1966年（昭和41年）でした。このように半世紀以上の歴史がある資格ですが、かつては医療従事者のなかでも、マイナーな印象があったことは否めません。

　それが一変したのは1990年代後半です。超高齢社会を前に医療リハビリテーションの重要性が認識され、有資格者の増員が急務になりました。そこで国は養成校の設立要件を緩和。新しい養成校が続々誕生した結果、多くの理学療法士が誕生することとなりました。公益財団法人日本理学療法士協会の会員に限っても、2000年に2万3千人強だった会員数が、20年経った現在では、10万人を超すまでに膨らんでいます。こうした状況を「供給過剰」とする見方もあり、就業や待遇への影響、さらに理学療法士という仕事の「将来性」を不安視する声も聞こえてきます。

　しかし、理学療法士なしで成り立つ世の中があるとは考えられません。特に、世界に類を見ない速さで高齢化が進むわが国では、リハビリの需要が高まることはあっても、不要になることはないはずです。確かに、これまで主要な就職先だった医療機関の数には限りがありますが、近年は高齢者福祉施設への就職が増え続けていますし、在宅医療の一環である訪問リハビリの需要も高まるばかりです。AIやロボットの発達で「将来なくなる仕事」が先頃話題になりましたが、理学療法士は含まれませんでした。「ぬくもりのあるリハビリ」が求められる限り、なくならないでしょう。

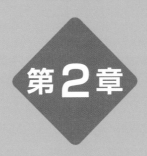

姿勢制御の
バイオメカニクス

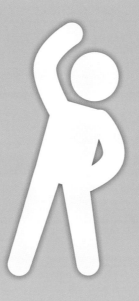

姿勢制御の
バイオメカニクス

● 基本動作の姿勢制御
バイオメカニクスとは何か

POINT

- バイオメカニクスとは身体運動を力学で考察する学問。
- 身体運動もすべて力学の法則に支配される。
- 動作分析には力学的知識が不可欠。

力学の観点から動作を考察する

　身体の動きについて考察する方法はいろいろありますが、本書ではバイオメカニクスの観点から解説していきます。バイオメカニクスは身体の構造や運動を力学の理論を用いて考察する学問で、動きについて合理的に論ずることができるため、人体を扱うさまざまな分野で応用されています。

　力学は物理学のなかで最も基本的な分野で、世の中にある物体の"動き"を、すべて論理的に解くことができます。もちろん、身体運動も力学法則のもとに起こっているので、力学の知識がなくては動作分析も難しくなります。実際、リハビリテーションの臨床現場では、患者の障害構造を明らかにするうえでバイオメカニクス的考察は欠かせません。

バイオメカニクスに必要な基本的な力学

　力学を身体運動の考察に応用するといっても、中学校の理科で学んだ基本的な知識を理解しておけば十分でしょう。特に力の釣り合いや回転運動の知識は、動作のシークエンス（相）を理解するうえで重要です。さらに関節の動きについては、てこの原理の知識があると理解が進むはずです。

　つまり、バイオメカニクスで動作を分析するには、基本的な力学の知識が必須ということになります。

　例えば、P32から解説していく姿勢の制御では、重力に対する身体の向き（体位）や、身体重心の移動などが大きく関係するため、理解するためには基本的な力学知識が求められます。

キーワード

バイオメカニクス
身体の構造や運動のしくみを力学的観点から考察する学問。「生体力学」と和訳される。

メモ

慣性の法則
ニュートンの第1法則。物体は外部から力が加わらない限り、同じ状態を続ける。

運動方程式
ニュートンの第2法則。力は質量と加速度に比例する。力（F）＝質量（m）×加速度（a）。

作用・反作用の法則
ニュートンの第3法則。物体が別の物体に力を与えた時（作用）、その物体は与えた力と同じ大きさで逆向きの力を相手の物体から受ける（反作用）。

力のモーメント
力（F）×回転の中心からの距離（r）。この値が大きいほど回転させやすい。

28

バイオメカニクスを理解するために

動作分析の考え方の土台となるバイオメカニクスを理解するためには、まずは以下の5つの基礎を押さえておく必要がある。

【 力の作用と運動 】

物体に新たな運動を起こすには、力を加える必要がある。言い換えれば、力が加わらない限り、物体はそれまでの状態を保つ（慣性の法則）。身体の動作も力（源泉は筋肉）が加わることで起動する。

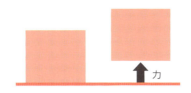

【 加速度運動 】

物体に力を加えると運動を開始するが、力を加え続ければ、運動の速さはどんどん大きくなる（加速度）。力の大きさが変わらなければ、単位時間あたり一定の割合で速度は増加する（等加速度運動）。

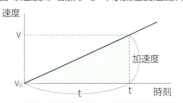

【 作用と反作用 】

物体に力を与えれば、同じ大きさの力が返ってくる。

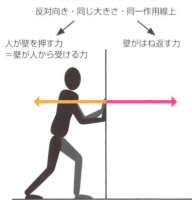

【 釣り合い 】

シーソーがあって釣り合っているとき、Aにかかる力F_1、支点にかかる力F_2、Bにかかる力F_3の各作用は、互いに打ち消し合っている（F_1とF_3のモーメントが釣り合っているので回転しないし、F_2は支点、すなわち回転軸に作用しているのでモーメントはゼロである）。したがって、このシーソーは動かない。

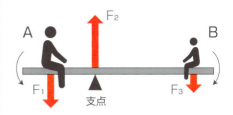

【 力のモーメント 】

物体にかかる力の大きさと、回転軸から力の作用点までの距離の積を「力のモーメント」といい、回転しやすさを表す（大きいほど回転しやすい）。同じ物体に、回転させようとする力が2つ、互いに逆向きに作用しているときは、力の大きさや回転軸から作用点までの距離が異なっても、モーメントの大きさが等しければ、釣り合って物体は回転しない。

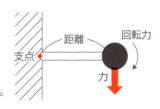

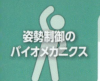

姿勢制御の
バイオメカニクス

● 静止姿勢とバイオメカニクス

静止姿勢と力の釣り合い

POINT
- 物体には、身体も含めてすべからく重力が働く。
- 重力と床反力が打ち消し合うことで静止姿勢が保たれる。
- 身体重心と床反力作用点が同一線上にないと転倒する。

重力と反力の釣り合いで静止する

　床にまっすぐ立っている状態、すなわち静止姿勢を、バイオメカニクスの観点で考察してみましょう。身体にも力学法則は成り立つので、静止した状態に外から力を加えれば動き出し、加わらなければ慣性の法則で静止し続けるはずです。では静止姿勢には、外から何の力も加わっていないのでしょうか。

　実は身体重心から鉛直下向きに、体重×重力加速度の大きさで重力が働いています。ならば、身体は下向きの運動を始めるはずです。なぜ静止し続けているのでしょう。

　それは、床から重力と同じ大きさの力が逆向きに働いているからです。この反力（抗力）と重力が釣り合っているため、静止し続けているのです。もし、重力に抗う反力を出せない場合は、身体は下向きに崩れるはずです。

力の釣り合いで静止する条件

　ところで、重力と反力の釣り合いで静止姿勢を保つには条件があります。重力と反力が同じ線上にあることです。逆向きの力が同一線上にあることで打ち消し合って静止しているので、この位置関係が失われれば、身体は動きます。詳しくは、身体重心の直下に、床反力作用点がなければ静止姿勢を保つことはできません。

　では身体が前方または後方に傾いたらどうでしょう。重心と床反力作用点が同一線上になく、力の向きはお互い逆なので、回転運動を始める作用が働きます。実際には、前方または後方に身体が倒れてしまうことになります。

キーワード

鉛直
重力が作用する方向。「垂直」と同義だが、バイオメカニクスでは両者を区別して考える。したがって垂直方向が鉛直方向と同一を指すとは限らない。

重心
物体の各部分に働く重力をすべて合わせた力（合力）が働く仮想的な点。

反力
作用した力に抗って働く力（反作用の力）。力学では抗力、一般では反発力といった語も用いられる。床反力は床素材の物理的性質により重力に反発して生じる。

メモ

回転運動
物体が1つの線を中心軸として回転する運動。

重力加速度
重力によって生じる加速度。値は物体の大きさや重さ、形状などとは関係なく一定。一般に「g」の記号で表し、国際的には9.80665m/s²で定義される。高校物理では、便宜的に概数の9.8m/s²で計算することが多い。

30

静止姿勢における力の釣り合い

鉛直に作用する重力と床反力が拮抗しあって、静止姿勢が保たれている。重力と床反力の大きさが等しく、作用線が一致していれば静止状態を維持するし、ずれれば回転運動を起こして転倒する。

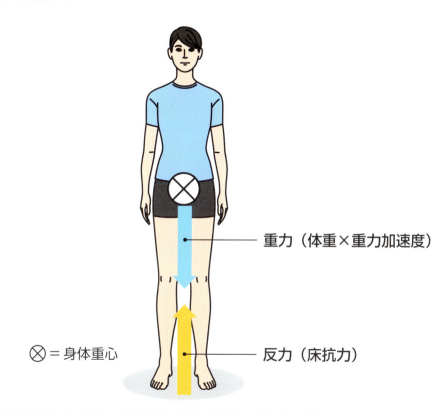

姿勢制御のバイオメカニクス

● 静止姿勢とバイオメカニクス

姿勢制御の基本

POINT
- 姿勢は構えと体位の組み合わせ。
- 姿勢が変化する際は構えと体位が同時に変化する。
- 基本動作は姿勢の制御を伴う。

「姿勢」とは何か

　前項で静止姿勢という語を使いました。姿勢は日常的にも「姿勢が良い・悪い」など、よく使われる言葉です。では改めて、姿勢といったい、何なのでしょうか。

　臨床においては、姿勢は構えと体位の2つの要素から成ると定義されています。構えは身体各部の相対的な位置関係（アライメント）、体位は重力に対する身体の向きをいいます。つまり「姿勢が良い」とは、身体がある状態にあるとき、この2要素を最適なバランスで維持していることを表します。そして、ある姿勢から別の姿勢に変わるときは、この2要素が同時進行で変化していくのです。

動作は姿勢の制御を伴う

　4つの基本動作（寝返り、起き上がり、起立・着座、歩行）は姿勢の変化を伴います。基本動作を行なうには、関節を動かして目的の構えをとり、同時に、身体に作用する重力を考慮して、体位をコントロールしなければなりません。すなわち、姿勢の制御が必要になります。

　例えば「落ちている物を拾う」という動作は、立った姿勢（立位）から、前屈して（股関節を曲げて）腕を床に伸ばす姿勢（立位体前屈位）への変化です。ここから床にある物を拾い上げるためには、さらに腕を伸ばさなければなりません。ところが、身体重心が前方に移動しすぎると倒れてしまいます。そこで、前屈と同時に足関節を底屈させることで重心を後方にずらします。このように、各動作では構えと体位を調整する制御が同時に行なわれます。

キーワード

構え
身体各部の相対的位置関係。体勢。臨床的にはアライメントという呼称をよく使う。

体位
重力に対する身体の向き。

構えと体位の変化の一例

臨床においては「構え（アライメント）」と「体位」の組み合わせを「姿勢」と定義している。ある姿勢から別の姿勢に移行するときは、この2つの要素が同時進行で変化する。

【 落ちている物を拾うときの姿勢制御 】

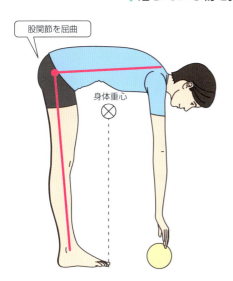

①立位では重心線が床反力の作用線と一致しているので静止姿勢が保たれる。

②股関節を屈曲させると身体重心は前へ移動するが、重心線が支持基底面（→ P34 参照）の内側に落ちていれば立っていられる。

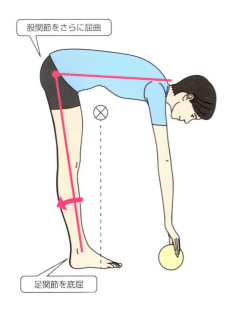

③拾おうと腕を伸ばすと、身体重心はさらに前に移動し、重心線が支持基底面から外れるので、身体は前方に倒れてしまう。

④そこで、足関節を底屈して股関節をさらに屈曲させ、腰部を後方へ引くと、重心線が支持基底面内に戻るので、転倒を防ぐことができる。

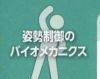

姿勢制御の
バイオメカニクス

● 体位の変化と身体重心の制御
静止姿勢と身体重心

POINT

- 身体を支えるのは重力と反力を直接受ける支持基底面。
- 重心線が支持基底面の内側にあれば静止姿勢を保てる。
- 静止姿勢を保つには体位を変化させて重心を移動させる。

重心と支持基底面

　前項で解説したように、静止姿勢をとるには、重力と床反力が同じ線上で働いて釣り合わなければなりません。立位では床に接している両足の底面全体に反力は働きますが、床反力の合力の作用点は、両足の底面とその間を加えた平面の中間にあると見なすことができます。この面を支持基底面といい、身体はこの面で支えられています。

　静止姿勢は床反力の作用点が重心と同じ線上にあることで可能になります。体位が変化して身体重心の位置が動いても、重心から鉛直下向きに延ばした線（重心線）が支持基底面内を通っていれば、静止姿勢は維持できます。

体位を変えて重心の位置を調整する

　つまり、重心線が支持基底面に落ちるように重心の位置を制御できていれば、体操競技の選手やダンサーのように、いろいろ体位を変化させても静止できることになります。

　例えば、片脚で立つ場合、そのまま片脚を上げたのでは、重心線が支持基底面の外に出て倒れてしまいます。しかし、支持脚の股関節を内転させたり、体幹を側屈させたりして重心の位置を移し、重心線が支持基底面内に落ちるようにすれば、静止姿勢を維持できます。

　片脚を大きく外転させた場合は、体幹を逆の方向（支持脚側）に大きく傾けると、静止姿勢を保てます。このとき、重心は右半身と左半身の両方にありますが、それぞれにかかる重力の合力の作用点（全身の重心）が支持基底面の上に来るように調整して静止姿勢を維持しています。

キーワード

支持基底面
足の底面など体重が乗る身体表面（支持面）と、その間に存在する平面を加えたエリアで形成される平面。理学療法ではBOSと略称する（base of support）。

重心線
重心から鉛直直下に延ばした線。重力が作用する線。

内転
関節を内側に回転させるように曲げること。

外転
関節を外側の方向に回転させるように曲げること。

メモ

床反力の合力
左右の足底から作用する床反力を合成して、1つにまとめた力を指す。

**支持脚側へ
体幹を側屈させる**
支持脚とは、身体を支えている側の脚のこと。片方の脚だけで立とうとする場合、支持基底面は足裏のみと狭く、その範囲から重心が外れると転倒してしまうので、体幹（身体の中心部）を支持脚側（支持基底面上）に移動させる（側屈させる）必要がある。

片方の脚だけで立つときの重心コントロール

身体にかかる重力を支えるのは、その反作用の力である、床反力の作用点がある面である。身体にかかる重力の合力は身体重心にかかるので、そこから下ろした垂線と床面が交差する点が、床反力の合力の作用点になる。立位の静止姿勢をとっているとき、それは両足の中間に位置する。したがって、このとき身体を支えている支持基底面は、両足とその間を結ぶ面ということになる。

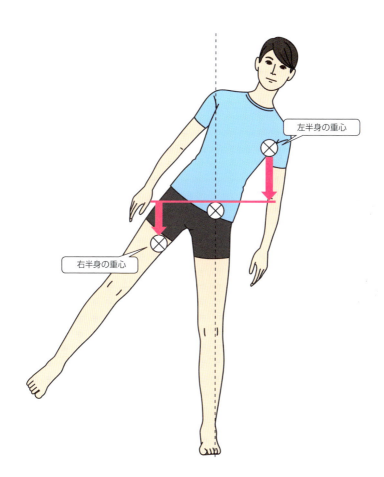

片脚立ちでは、片足の底面だけが支持基底面となる。立位で平衡を保つには、この狭い範囲内に重心線を落とさなければならない。そのため、片足底面の直上に身体重心が位置するよう、体位を調整する必要がある。
片脚を大きく外転させた場合、身体重心は左半身の重心と右半身の重心の２つに分かれるが、その合力の作用線が支持足底面（支持基底面）に落ちれば、立位平衡が維持できる。

姿勢制御のバイオメカニクス

● 身体重心移動のバイオメカニクス

身体重心の移動

- 基本動作の本質は身体重心の移動。
- 上下運動は床を押す力の制御で発現する。
- 横移動は回転運動の応用による身体重心の移動。

身体の移動は重心の移動

　物を拾う動作で、身体を前屈させただけでは、**身体重心**が前に出すぎて倒れてしまうことを前述しました。このことは、身体の移動が身体重心の移動でもあることを示しています。この身体重心を移動させるメカニズムこそ、実はさまざまな**動作メカニズム**の本質といえるものです。

　物体の移動には**外力**（がいりょく）が必要です。もちろん身体の移動も例外ではありません。身体に働く外力は**重力**と**床反力**です。この２つが釣り合っていれば**静止姿勢**が維持されます。

　重力と床反力の均衡が破れると身体の運動が起こります。床反力より重力が大きければ下へ、床反力の方が大きければ上へ移動します。重力は一定なので、実際の上下運動は、床反力の大きさを変えて起こすことになります。床反力は足が床を押す力の反作用の力なので、床を押す力を調整することで、身体の上下運動を制御できます。

横方向の移動は回転運動で

　一方、横移動（水平方向）の典型は**並進運動**（へいしんうんどう）です。上下運動と違い、重力・床反力以外の外力が必要になります。あるいは**回転運動**を応用すれば重力と床反力だけで身体重心を横移動させることができます。

　まず、移動したい方向へ身体を傾けるなどして**体位**を変化させ、一致していた**重心線**と床反力の**作用線**をずらします。重力と床反力は互いに逆向きなので、２つの作用点の間に軸ができ、これを中心とする回転運動が起こって身体は倒れます。結果、身体重心は横方向へ移動します。

キーワード

外力
物体の外部から働く力。

並進運動
物体が水平方向へ移動すること。

メモ

動作の基本メカニズム
床反力の大きさや作用点のコントロールによって身体重心を移動させること。

身体に回転運動を起こすには
重心線と床反力の作用線をずらせばよい。身体を左に傾ければ、重心線は左にずれて床反力作用線と不一致となり、左に回転させようとする作用が働く。右に傾ければ、重心線は右にずれ、右への回転がかかる。前後についても同様。

身体重心の上下移動と床反力

身体を上方あるいは下方に動かすには、重力と床反力の釣り合い関係を崩せばよい。身体重心にかかる重力の大きさは変えることができないので、床反力の大きさを変える。床反力は足が床を押す力の反作用の力だから、床を押す力を変えればいいことになる。

床を押す力を弱める→身体は下方へ移動　　　床を押す力を強める→身体は上方へ移動
（重力＞床反力）　　　　　　　　　　　　　（重力＜床反力）

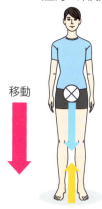 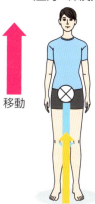

股関節や膝関節を緩めて　　　　　　　　　　足先に大きな力をかけて
力を抜き、しゃがみこむ。　　　　　　　　　踏ん張り、背伸びをする。

身体重心の水平移動と回転運動

身体を並進運動させるには、外から大きな力を加える必要があるので、自力ではできない。しかし、自力で身体を回転させることができれば、身体重心は水平方向へ移動する。

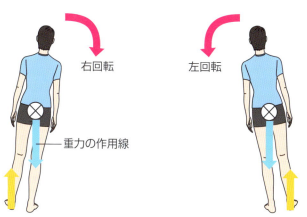

姿勢制御の
バイオメカニクス

● 重心制御と股関節

サイドステップにおける身体重心移動

POINT
- 床を踏み込むと足を軸とする回転運動が生じる。
- 股関節が回転運動を並進運動に変換する。
- 移動方向と逆向きの力をかけることで移動は止まる。

踏み込んで生じた床反力が身体を動かす

　身体を左右に動かすフットワーク（サイドステップ）では重心が水平方向へ移動します。立位の静止姿勢から身体を右方向へ動かしたとき、上半身には右向きの力が働いています。この力は、左足を外転させる作用の反作用で生じた床反力です。すると、静止姿勢における重力と床反力の釣り合いが失われ、身体が動く条件が生まれます（重力＜床反力）。また左脚を外転させたことで床反力の作用点は左へずれ、重心線と床反力の作用線は一致しなくなります。

　こうして身体は動き始めますが、それだけでは左足を軸として身体を右へ回転させる運動です。身体を水平方向へ動かさなければ、サイドステップになりません。

股関節が回転運動を水平への運動に変換する

　そこで機能するのが股関節です。左股関節が左脚を外転させ、身体重心は水平方向へ移動します。

　しかし、そのままでは横転してしまうので、適切なタイミングでブレーキをかけなければなりません。そのため、重心が移動する方向の、適切な位置に右脚を踏み出します。新しい支持基底面を設け、移動方向と逆向きの力を加えて運動を止めるわけです。

　このとき必要な力の大きさは、制動をかけたときの重心の速度によります。速度は床反力の作用点と重心線の距離が離れるほど大きくなります。身体重心の横方向の運動量は脚の回転運動の角運動量を反映し、角運動量は回転の半径が大きいほど大きくなるからです。

キーワード

運動量
質量と速度の積。体感的には物体の運動の「止めにくさ」として認識される。つまり重いほど、そして速いほど、物体はストップさせにくい。

メモ

角運動量
回転運動における運動量。物体の質量と速度と回転半径の積。回転半径が大きいほど、質量が大きいほど、速く回転するほど、回転の勢いが大きく止めにくい。

制動をかけたときに必要な力の大きさ
重心線が床反力作用線から離れるほど、身体重心の加速度が大きくなるため、ストップをかけるのに大きな力が必要になる（力＝質量×加速度）。

水平移動と股関節の働き

片脚を側方へ踏み込むと、身体重心はその反対方向へ移動する。しかし、そのままでは脚を軸とした回転運動なので、体幹は傾いて転倒してしまう。そこで、股関節が機能して脚を外転させることで、体幹を水平方向の移動に導く。

第2章 姿勢制御のバイオメカニクス

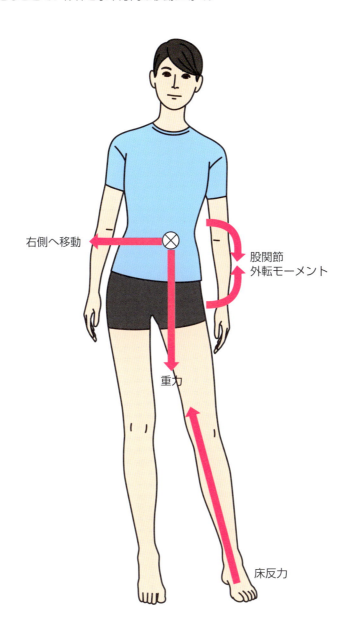

右側へ移動

股関節外転モーメント

重力

床反力

リハビリテーションの"公定料金"はいくら？

　理学療法士が仕事としてリハビリテーションを指導すれば、当然"対価"が発生します。それはいくらなのでしょうか。もちろん、実際は勤務先の規定に基づく給与が支払われることになりますが、リハビリの技術そのものには、どれほどの"価値"が認められているのでしょうか。

　病院や診療所の場合、大半は保険指定医療機関なので、治療の一環としてリハビリを指導すれば、規定に則り、健康保険組合などから診療報酬が支払われます。算定にはさまざまな条件があり、計算はかなり複雑です。

　リハビリ料は20分を1単位として点数計算されます（1点＝10円）。ただし、1日に算定できる単位数には上限があり（原則6単位＝120分。厚生労働大臣が定める例外は9単位＝180分）、算定できる日数も制限されています（90〜180日。患者の疾患により異なる）。

　具体的な価格（点数）は疾患ごとに細かく規定されています。例えば、運動器リハビリテーション料はⅠ、Ⅱ、Ⅲに区分され（規定条件に基づき、どれを算定するか医療機関が届け出る）、1単位につきⅠが185点（1,850円）、Ⅱが170点（1,700円）、Ⅲが85点（850円）です。廃用症候群リハビリテーション料も3区分あり、Ⅰが180点（1,800円）、Ⅱが146点（1,460円）、Ⅲが77点（770円）です。また、リハビリ開始から14日間は1単位につき45点（初期加算）、30日間は30点（早期リハビリテーション加算）を"割増し"することも認められています（いずれも条件あり）。その一方で、同時に実施する診療の内容によっては、リハビリを指導しても、料金の算定が認められない場合もあります。

　以上は院内で実施するリハビリの規定ですが、これとは別に、在宅療養をしている患者を訪問してリハビリを指導した場合の規定もあります。在宅患者訪問リハビリテーション指導管理料で、2区分あり、1単位（20分）あたり300点（3,000円）あるいは255点（2,550円）です。

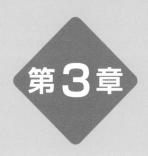

第3章

寝返り動作の分析

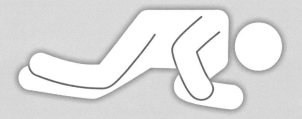

寝返り動作の分析

● 基本動作＜寝返り動作＞の概要
寝返り動作の基本

POINT
- 寝返り動作は臥位から他姿勢へ移行する際に最初に起こる。
- パターンは多いが、すべて脊柱に起因する体軸内回旋。
- ある部位に始まった回旋運動が全身へ波及していく。

寝返りの運動パターンは千差万別

　基本動作の1つである寝返り動作は、臥位からほかの姿勢に移行するプロセスで最初に発現される動作です。生まれて間もない乳児が初めて獲得する動作であることからもわかるように、ほかの基本動作の原形に位置づけられます。

　寝返り動作は、端的にいえば、臥位から身体を横方向にひねって回転する動作です。機能障害のない健常な成人では、上肢を大きくリーチして横に回転する動きが典型です。

　とはいえ、リーチする位置をはじめ、実際の運動パターンは人により千差万別で、概ねP43の表のように分類できるものの、正常・標準を定義することは極めて難しくなっています。ただ、健常な成人が行なう寝返り動作の運動パターンに共通する普遍的特性はあります。それが脊柱の回旋運動によって起こる肩甲帯と骨盤帯の間の回旋です。この動きは体軸内回旋と呼ばれています。

体節の動きで寝返り動作を分析する

　動作は体節を身体の構成単位として捉えると理解しやすくなります。複数の体節が関節により連結したものと考え、それぞれの体節の動きに着目して動作を分析します。

　この観点に基づくと、寝返り動作は、頭部またはそれ以外の部位を起点に始まった回旋運動が、全身に波及していく動きとして捉えることができます。1つの体節の動きが、連結する隣の体節に伝わり、それがまた次の体節に伝わっていきます。このとき、すべての体節が、身体の回転運動を妨げないように動いていることも特徴です。

🔒 キーワード

臥位
寝転がった状態のこと。仰臥位（あお向け）、伏臥位（うつ伏せ）、側臥位（横向きの寝姿）に細分される。

リーチ（する）
腕を伸ばす動作。

脊柱
背骨。約30個（個人差がある）の椎骨の連結により構成される。椎骨は頸椎（基本的に7個）、胸椎（12個）、腰椎（5個）、仙椎（5個）、尾椎（3〜6個）。

肩甲骨
両肩に1つずつ、存在する三角形状の板状骨。肩甲上腕関節（肩関節）を介して上腕骨と、肩鎖関節を介して鎖骨と連結する。

上肢
両腕のこと。上腕、前腕、手の3つに分けられる。

 メモ

体節
身体各部を剛体（形状が変化しない塊、ブロック）と捉え、それぞれが関節でつながったモデルと見なすバイオメカニクスの考え方。セグメントともいう。総数は諸説あり、身体運動をどれくらい詳細に見るかで変わる。14の体節に分けることが多い。

最も一般的な寝返り動作

最も一般的な寝返り動作の運動パターンを示しているが、「標準」という意味ではない。人によって運動パターンはバラエティーに富んでおり、「正常な運動パターン」を定義することは難しい。しかし、いずれも「体軸内回旋」がベースとなっている。

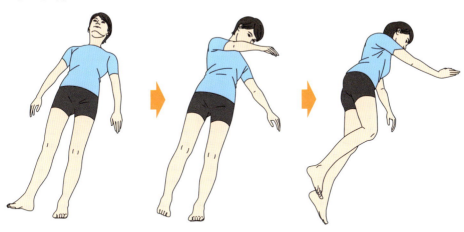

【 寝返り動作の基本パターン 】

体節	動作パターン
上肢	上側の上肢が肩関節より低い位置でリーチ
	上側の上肢が肩関節より高い位置でリーチ
	上側の上肢で床面を押した後でリーチ
	上側の上肢で床面を押し続けて回転
頭部・体幹	骨盤と肩甲骨の位置関係が固定
	骨盤が先行して回る
	骨盤と肩甲骨の位置関係が変化
	肩甲骨が先行して回る
下肢	両側下肢が屈曲して床面から持ち上がる
	片側下肢が屈曲して床面から持ち上がる
	片側または両側の下肢が屈曲し、床面を押して回転
	片側の下肢が支持面から持ち上がり、下肢の重さを利用して回転
	両下肢とも支持面と接触し続けるが、下肢で床面を押す部位が変化
	側臥位へ回転するにつれ、右脚または大腿が左下肢の後ろに残される

寝返り動作の分析

●基本動作＜寝返り動作＞の概要
伸展回旋と屈曲回旋

POINT
- 寝返り動作は体軸内回旋の観点からは2種類に分けられる。
- 伸展回旋パターンは下肢で起動し、尾部から頭部へ回旋が伝わる。
- 屈曲回旋パターンは頭部で起動し、頭部から尾部へ回旋が伝わる。

下半身から先に回る伸展回旋パターン

　寝返り動作は体軸内回旋の観点で分類すると、伸展回旋パターンと屈曲回旋パターンの2種類に大別できます。

　伸展回旋パターンは、文字どおり全身を伸び上がるようにして横転する動作で、下肢や骨盤帯から運動が始まり、尾部から頭部へ向かって回旋運動が伝わっていくものです。具体的には、上側になる下肢で床を押して駆動力を起こし、下半身を先に回旋させます。運動は上方へ伝わり、最後に頭頸部が後方へ伸展しながら回ります。

　伸展回旋は股関節を使うため、股関節の可動域が小さかったり筋力が低下していたりすると、うまく回れません。そのため、下肢の駆動力が衰えている患者は、手すりを上肢で引いたり股関節と膝関節を屈曲させたりして股関節の機能低下を補うことで、下肢による駆動を試みます。

上半身から先に回る屈曲回旋パターン

　一方、屈曲回旋パターンは運動が頭部で始まり尾部へ波及していきます。頭部が回旋するときに頸部は前に屈曲するため、前屈気味の体勢で回転することになります。また上側の上肢が寝返る方向へリーチすることも特徴です。下肢は動作前半の短い間に床を押すだけで、後半まで回旋の駆動力を起こし続けることはありません。

　寝返り動作だけに限れば、伸展回旋パターンと屈曲回旋パターンのどちらであっても問題ありません。しかし、起き上がり動作につなげるには、屈曲回旋パターンによる寝返りができるかどうかが、大きなポイントになります。

 キーワード

体軸
身体を貫く仮想的な線。多くの場合、頭部と尾部を結ぶ直線を指す。身体を回転体と考えるとき、この線を回転軸と仮想するため、こう呼称する。

伸展回旋
後方へ伸び上がるような体勢で身体を回旋させること。

屈曲回旋
前方へ屈むような体勢で身体を回旋させること。

 メモ

体軸内回旋
体軸を回転軸とした回旋運動（身体をひねる動き）。実際には脊柱のひねりにより運動が起動する。

2パターンの寝返り動作と代償行為

【 伸展回旋パターン 】

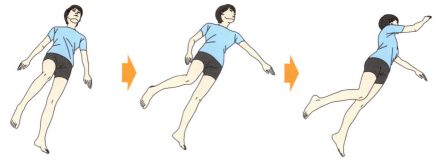

①上側になる足で床面を押して起動力を得て、下肢や骨盤帯の回旋が始まる

②回旋運動が頭部へ向けて連鎖していく

③最後に頭頸部が後方へ伸展して回旋し、側臥位を得て動作を終える

【 屈曲回旋パターン 】

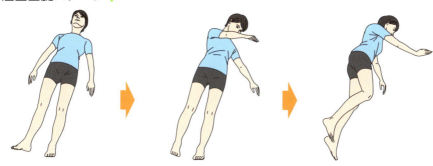

①頭頸部を小さく屈曲させて回旋運動を起動する

②回旋運動が肩甲帯に伝わり、上肢が身体前方にリーチする

③体幹下部に向けて回旋が連鎖し、最後に骨盤部が回旋して側臥位となる

【 伸展回旋代償パターン 】

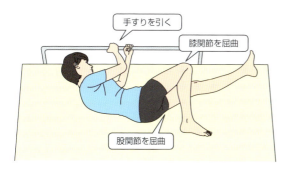

股関節の機能が低下している人が伸展回旋を試みるときは、下肢による起動力を補うため、多くの場合、図のような体位をとって代償します。

・手すりを引く
・膝関節を屈曲させる
・股関節を屈曲させる

寝返り動作の分析

● 基本動作＜寝返り動作＞の概要
屈曲回旋のシークエンス

 POINT
- 屈曲回旋パターンは起き上がり動作にかかわるため特に重要。
- 屈曲回旋のシークエンスは3つに分けて考えられる。
- 屈曲回旋は隣接する上部位の動きが下部位へと連鎖していく。

屈曲回旋での寝返りは起き上がり動作の前提

寝返り動作のなかでも、屈曲回旋パターンは特に重要です。屈曲回旋による寝返り動作ができないと起き上がり動作に移れないためで、臨床では患者に屈曲回旋パターンで寝返りを行わせ、問題を分析することがよくあります。言い換えれば、起き上がり動作ができない患者には、まず屈曲回旋パターンの寝返り動作をできるように導くことが、治療の重要なポイントになります。

屈曲回旋パターンのシークエンスは3つに分割できます。

【第1相】頭頸部が小さく屈曲し、体幹に先行して回旋する。

回旋運動が肩甲帯に波及。上側の肩甲骨が胸郭面上で前方に突出、上肢が寝返る側にリーチされる。

【第2相】回旋運動が胸椎、さらに腰椎へと波及する。

回旋するにつれて身体重心が寝返る側に移動するため、下肢がこれを支える（支持面をつくる）。

【第3相】回旋を終えた上部体幹は固定される。

後から回旋を始めた下部体幹が追いついて側臥位（そくがい）が完成。

以上のプロセスは、上位の部位の運動が隣接する下位の部位に波及する連鎖反応、隣接部位同士のねじれを修正しようとする立ち直り反応と見ることもできます。

🔒 **キーワード**

胸郭
胸部を形成する骨格。心臓や肺などを囲んで保護する肋骨や脊柱などから成る。

シークエンス
シーケンスとも。「連続」「順序」の意味。動作分析においては、一連の動作内で「主要な動作メカニズムに基づいて区切った場面（相）」が連続したものと捉える。

側臥位
横向きに寝た状態。

 メモ

立ち直り反応
重心や体位の変位を修正しようとする身体の反応。

寝返り動作の第1相から第3相

【第1相】頭頸部の屈曲・回旋→上側肩甲帯の前方突出とリーチ

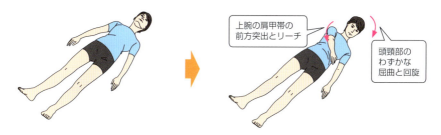

〈必要な動作メカニズム〉頭頸部のコントロール、肩甲骨の前方突出と上肢のリーチ
・頭頸部が小さく屈曲し回旋を始める
・上側の肩甲帯が身体の前方に突出し、上側上肢がリーチする

【第2相】上部体幹の回旋開始→上側肩と下側肩が上下に配列

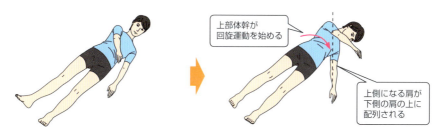

〈必要な動作メカニズム〉体幹上部の体軸内回旋、体重移動
・上部の体幹が回旋運動を始める　・上側上肢が寝返る方向にリーチする
・下部の体幹は固定している

【第3相】下部体幹の回旋開始→側臥位

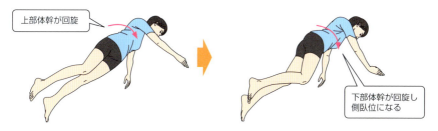

〈必要な動作メカニズム〉体幹中部～下部の体軸内回旋
・上部の体幹が回旋を終えて固定する
・下部の体幹が回旋する

寝返り動作の分析

● <寝返り>動作を可能にするメカニズム

屈曲回旋における頭頸部の制御

POINT
- 屈曲回旋パターンは頭頸部の小さな屈曲で始まる。
- 頭頸部の屈曲が体幹前面の筋肉の緊張を喚起する。
- 頭頸部の動きが姿勢筋緊張をコントロールする。

屈曲回旋パターン／第1相の動作メカニズム

屈曲回旋パターンによる寝返り動作のシークエンスは3つの相から成ることを示しました。それぞれが、どのようなメカニズムで発現しているか見ていきます。

第1相をさらに細かく見ると〈頭頸部の小屈曲と回旋〉→〈肩甲骨の前方突出〉→〈上肢のリーチ〉という流れです。まず頭頸部が屈曲することによって起動しますが、この動きは、頭部が床面から浮き上がるか浮き上がらないかといった程度の動きです。しかし、このごくわずかな屈曲が、体幹の前面にある筋肉（腹筋や股関節を曲げる筋肉）を刺激して緊張を高め、屈曲回旋パターンを喚起します。

頭頸部コントロールと姿勢筋緊張

屈曲とは逆に、頭頸部を伸展させた場合は、体幹後面を刺激し、背筋などの緊張を高めることになります。つまり、体幹前後の筋肉の緊張は、頭頸部を曲げ伸ばしすることで制御できる、ということになります。この身体運動に先立つ頭頸部の運動を頭頸部コントロールといいます。

動作に先行する頭頸部の動きは、寝返り動作に限らず、基本的な身体動作に共通して起こります。上部頸椎の関節、靱帯、筋肉にある受容器が頭部と頸部の位置関係を検知し、その情報が体幹や下肢などの筋肉に伝えられ、緊張をコントロールするのです。身体は常に重力の影響を受けているので、筋肉は常に一定の緊張を保っており、その大きさは姿勢によって変化します。これを姿勢筋緊張といいます。頭頸部の動きは、この姿勢筋緊張をコントロールします。

キーワード

筋緊張
筋肉が常にもっている一定の緊張状態。

メモ

姿勢筋緊張
姿勢を変えることで自動的に変化する筋肉の緊張。身体にかかる重力に適応するための反応。

寝返り動作第1相における頭頸部の役割

動作に先行して起きる頭頸部の運動の役割は、続く身体の筋肉の緊張を高めることにある。

【 頭頸部コントロール 】

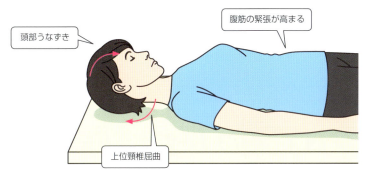

上位頸椎が屈曲した場合腹筋の緊張が高まる。

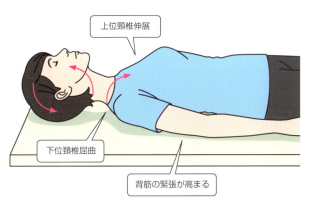

上位頸椎が伸展した場合背筋の緊張が高まる。

Athletics Column
頸椎の屈曲に関与する筋肉

　屈曲回旋における上位頸椎の屈曲では、頸椎の前面にある椎前筋群と呼ばれる筋肉群が働きます。頸部の主要筋肉は胸鎖乳突筋ですが、上位頸椎に対しては伸展に働くため、屈曲回旋では主導的な関与はしません。あごの下にあって嚥下に関与している舌骨筋群は、椎前筋群の頭頂筋、頸長筋が弱まったとき、上部頸椎の屈曲について代償的に関与します。しかし、嚥下障害や頭頸部の異常屈曲につながるおそれがあるため、注意が必要です。

寝返り動作の分析

● <寝返り>動作を可能にするメカニズム

屈曲回旋における上側肩甲骨

POINT
- 頭頸部の回旋から上側肩甲骨の前方突出へ進む。
- 上側上肢のリーチが回旋運動を誘導する。
- 上肢のリーチは身体重心の移動において重要。

第1相から第2相への動き

　頭頸部の小さな屈曲で始まった屈曲回旋パターンは、寝返る方向への頭頸部の回旋に進みます。これに続いて体幹上部を回旋させるわけですが、このとき邪魔になるのが肩甲帯と上肢。すなわち肩と腕で、これらは外側に張り出しているため、体幹を円筒に見立てると、突起物に相当します。これが邪魔をしないように対処しなければ、体幹上部をスムーズに回旋させることができません。

　まず、上側の肩甲骨の前方突出と上肢のリーチが起こります。次に、上側になる肩甲帯（左へ寝返りする場合は右肩）を寝返りの方向へ突出させ、あわせて上側上肢（左へ寝返りをする場合は右腕）を回転方向へ大きく伸ばします。

上肢のリーチは、あらゆる動作で重要

　肩甲骨の前方突出にあわせて起こる上肢のリーチは、極めて重要な役割を担っています。運動の方向を誘導するからです。体幹上部の回旋、続いて起こる体幹下部や下肢の回旋、いずれも上肢のリーチに追従して発動します。

　上肢のリーチはあらゆる動作で重要で、特に身体重心を移動させる運動において極めて重要です。身体重心の移動は上肢のリーチが促しているからで、上肢を正しくリーチできないと、正しい動作ができません。

　例えば、通常の歩行では、両腕をしっかり動かさないと、まっすぐ歩くことができません。両腕のリーチと運動が股関節の両側性活動を誘発しているからです。寝返り動作も、上肢をリーチできないと、体幹の回旋ができません。

 キーワード

前鋸筋
肋骨と肩甲骨を結ぶ筋肉。肩甲骨の固定や、肩関節の移動などに関与する。

僧帽筋
頸から両肩、背中に至る大きな筋肉。肩甲骨を挙上する際には上方、中央、下方の3方向から牽引する。

肩甲帯
肩甲骨、上腕骨、鎖骨、胸骨から成る上肢の機能的単位。肩甲骨の運動には肩関節複合体を構成する多くの骨が関与するため、機能的単位の呼称として使われる。

両側性活動
1つの動きを成立させる、対になった器官の相反する活動。例えば、左へ寝返る場合、右股関節は右下肢を床に押し付けるように動き、左股関節は左下肢を浮かせるように動く。これにより、全体として左方向への回転力が得られる（→ p.61）。

 メモ

肩甲骨の前方突出に関与する筋肉
肩甲骨の前方突出は前鋸筋によって誘導される。また、胸郭上で肩甲骨が安定するには僧帽筋の関与している。

寝返り動作〈第1相から第2相へ〉

【 上側肩甲骨の前方突出と上側上肢のリーチ 】

体幹上部の回旋の前段階として上側の肩甲骨が前方に突出し、上側の上肢をリーチさせる。もし、肩甲骨が突出しないと、上肢がおもりになって逆回転のモーメントが働き、寝返る方向への回旋運動を阻害してしまう。上側肩甲骨の前方突出による上肢のリーチは、その後の回旋運動を誘導する役割を担う。

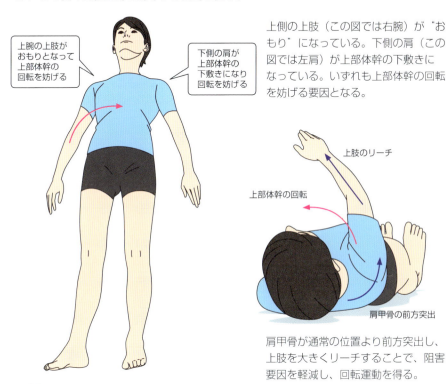

上腕の上肢がおもりとなって上部体幹の回転を妨げる

下側の肩が上部体幹の下敷きになり回転を妨げる

上側の上肢（この図では右腕）が"おもり"になっている。下側の肩（この図では左肩）が上部体幹の下敷きになっている。いずれも上部体幹の回転を妨げる要因となる。

上肢のリーチ
上部体幹の回転
肩甲骨の前方突出

肩甲骨が通常の位置より前方突出し、上肢を大きくリーチすることで、阻害要因を軽減し、回転運動を得る。

Athletics Column
肩関節と肩甲上腕リズム

上肢のリーチには、肩関節の安定した可動性が重要です。肩関節は、肩関節複合体とも呼ばれるように複数の関節から成り、そのすべてが協調して動かないと、合理性のある運動になりません。協調性に問題があると、肩の痛みや可動域制限が起こってしまいます。

例えば腕を挙上するとき（上腕の外転）、動くのは腕の骨（上腕骨）だけでなく、肩甲骨も連動して動きます。このときの肩甲骨と上腕骨の動きの比率を「肩甲上腕リズム」と呼びます。一般に90°の挙上までは肩甲骨：上腕骨＝1：2、それより上まで挙げると肩甲骨：上腕骨＝2：1になるとされています。

寝返り動作の分析

● <寝返り>動作を可能にするメカニズム

屈曲回旋における下側肩甲骨

POINT
- 下側の肩甲骨は回旋運動の阻害要因となる。
- 下側肩甲骨も前方突出することで回旋運動を支援する。
- 下側上肢が体重を支える支持面をつくる。

下側の肩甲骨も回旋に関与する

　第1相において上側の肩甲骨の前方突出と上肢のリーチが発動したとき、下側の肩甲骨と上肢（左へ寝返りをする場合は左肩と左腕）は、床面に押しつけられ、体幹の下敷きになっています。動作には関係していないように見えますが、そうではありません。むしろ、円滑な回旋をサポートする、重要な役割を担っています。上側肩甲骨が前方突出しただけでは、下側肩甲骨が回転運動の邪魔になるため身体を回旋させることはできないのです。

　単純に回転すると考えると、上側の肩甲骨が回転して真上の位置に来たとき、下側肩甲骨は床面に来ることになり、それ以上の回転は進まないことになります。下側の肩甲骨は床面に固定されているため、肩甲骨自体が動いて前方突出することはできません。そのため、胸郭を回旋させることで、相対的に前方突出を実現させています。こうして両肩甲骨の位置が胸郭面で上下にそろい、体幹上部の回旋が進みます。

下側の上肢が支持面をつくる

　下側肩甲骨は下側上肢が床面を押して固定されますが（動作分析の観点からは前方突出）、このとき体幹上部の支持面をつくっているのは、下側の手の小指球です。これにより、下側の上肢は、体重を支える機能を発揮します。

　また、下側肩甲骨は床面に固定されて動けないため、それ自体が動いて前方突出することはできません。そのため、胸郭が動くことで、相対的に前方突出を実現させています。

キーワード

小指球
手の小指のつけ根の盛り上がった部分。親指のつけ根の盛り上がった部分は母指球と呼ぶ。

前鋸筋
肋骨と肩甲骨を結ぶ筋肉。肩甲骨の固定や、肩関節の移動などに関与する。

メモ

主導筋
関節を動かす筋肉。主動作筋とも。逆の作用をする筋肉は拮抗筋という。

寝返り動作第1相における肩甲骨の役割

寝返り動作の際は、下側の上肢が床面を押さえつつ肩甲骨が動かないよう固定することで、円滑な回旋運動をサポートしている。位置関係で見ると、下側肩甲骨も、寝返りの方向へ突出していることになるが、肩甲骨自体が動いて前方突出することはできないため、胸郭を回旋させることで、相対的に前方突出を実現させている。

下側肩甲骨の前方突出と胸郭の回旋

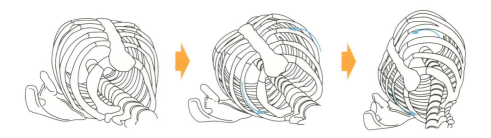

このときに胸郭の主導筋として、上側の外腹斜筋と下側の前鋸筋が働く。

【 支持面をつくる小指球 】

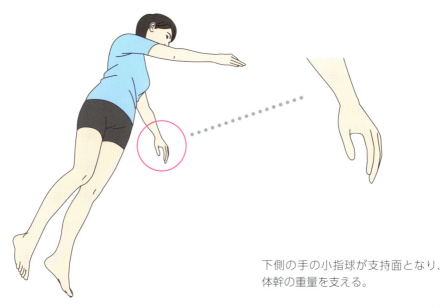

下側の手の小指球が支持面となり、体幹の重量を支える。

寝返り動作の分析

● <寝返り>動作を可能にするメカニズム

屈曲回旋における上部体幹

POINT
- 脊柱の回旋は胸椎で始まり順次下部へ波及する。
- 体軸内で起こる回旋運動を体軸内回旋と呼ぶ。
- 回旋で浮上した上部体節の重さは骨盤と下肢が支える。

上から下へ"ねじれ"が解消される

肩甲骨が前方突出し、寝返り方向に上腕がリーチしたら、続いて脊柱の回旋が起こります。まず胸郭の一部を成す胸椎で始まり、順次、体幹の上部から下部へ進んでいきます。つまり、胸椎が回旋を開始した最初の段階においては、それより下にある椎骨はまだ回旋を始めておらず、体軸全体としては、寝返りをする方向にねじれた状態にあります。

このねじれを解消するように、上部から下部へ回旋が波及していきます。これを体軸内回旋といいます。主動作筋は上側（左に寝返るときは体幹の右側）の外腹斜筋と、下側（左に寝返るときは体幹の左側）の内腹斜筋です。

体軸内回旋の発動には肩甲骨の前方突出と上腕リーチが必要ですが、肋骨間の可動性も重要になります。筋肉群の機能が低下すると、肋骨間の可動性が低下して胸椎の動きが制限され、寝返り動作に影響します。

上部の体節は骨盤と下肢が支える

胸郭までの回旋運動で体節が支持面から浮き上がるためには、土台となる"重し"の役割が必要です。"重し"は浮き上がった体節と身体重心を挟んだ対角線上に位置し、浮き上がった体節より大きなモーメントを提供しなくてはなりません。

その役割を果たすのが骨盤です。ただし、ここまでの動作で持ち上がった頭頸部、肩甲帯、胸郭をあわせた重さは、骨盤だけでは支えきれません。骨盤と連結する下肢が加わってはじめて、浮き上がった体節を支えられるのです。

キーワード

脊柱
頭蓋を載せ、体幹を支える、いわゆる背骨。短い骨（椎骨）の連なりで構成される。

胸椎
脊柱を構成する椎骨の1つで12個ある。肋骨が連なり、胸骨などとあわせて胸郭を構成する。

外腹斜筋
側腹筋（横腹の筋肉）の1つで身体の浅い層にある。ちなみに深層には内腹斜筋がある。

骨盤
腰部にある大きな骨。左右1対の寛骨と後方にある仙骨と尾骨から成る。

 メモ

肋骨の動きに働く筋肉群
肋間筋（肋骨の間にある、外肋間筋、内肋間筋、最内肋間筋の総称）、肋骨をまたいで付着する筋肉群（前鋸筋、小胸筋、大胸筋、最長筋、胸腸肋筋、広背筋、外腹斜筋、腹直筋、横隔膜など）。

体軸内回旋と下肢への連結

【 上部体幹の体軸内回旋と関与する筋肉 】

胸椎に始まる上部体幹の体軸内回旋は、寝返りの上側にある外腹斜筋と、下側の内腹斜筋が主動作筋として働いて起動する。

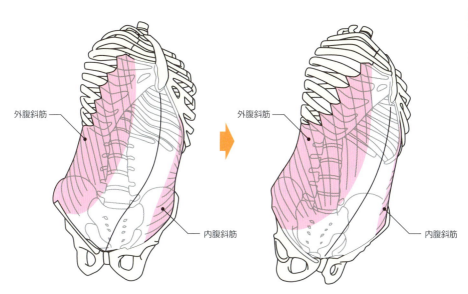

【 骨盤と下肢の連結 】

赤線で示した筋肉の連結によって回旋運動が実現している。

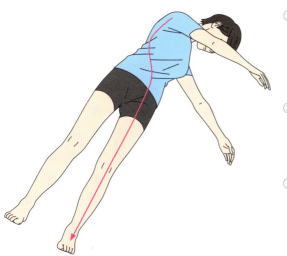

① 重力に逆らって頭を持ち上げるには、その重さに対抗できる大きさの逆向きの力、つまり"重し"を、身体重心を挟んだ対角に加えなければならない。

② 上部の体節の重量だけでは"重し"として不十分なので、腹筋を使って下部の体節と連結して、対抗できる大きさの重量を得る。

③ さらに下肢も連結して"重し"とすることで、体幹全体を持ち上げることができる。骨盤と下肢の連結には大腿直筋と長内転筋が働く。

寝返り動作の分析

● <寝返り>動作を可能にするメカニズム

屈曲回旋における働きのスイッチ

POINT
- 体幹上部は回旋を途中で止め、体幹下部の回旋を待機する。
- 側臥位になって上下のねじれが解消されたら回旋を再開する。
- 体幹上下の回旋の切り替えで外腹斜筋と内腹斜筋の活動も切り替わる。

体幹上部は下部の動きを待つ

　体軸内回旋は体幹の上部から下部へ伝達していきますが、体幹下部の回旋が始まらないうちに体幹上部が回りきってしまうと、体幹が上と下でねじれたままになってしまい、寝返りは完成しません。正しく寝返るためには、体幹上部はある時点で回旋をストップし、遅れて回旋を始めた体幹下部が追いつくまで待機する必要があります。そして、体幹下部が追いついて側臥位になってからは、上下一緒に回旋することで、寝返りは完成することになります。

　これを単純化したモデルで考えてみましょう。屈曲回旋パターンの第2相は、固定された体幹下部に対して体幹上部の回旋運動と見ることができます。体幹上部の回旋が進み、横倒しになった段階で、体幹上部は運動を停止させ、体幹下部は回旋を開始させます。これが第3相です。言い換えれば、運動部位と固定部位を逆転させ、体軸内回旋を上部と下部で切り替えるわけです。側臥位になった段階で、体幹上下のねじれは解消されます。

活動する筋肉ペアも切り替わる

　一連の動作を、体軸内回旋に関与する筋肉で見てみます。主動作筋は外腹斜筋と内腹斜筋のペアです。第2相では上側外腹斜筋が大きく収縮して体幹上部を回旋方向に引っ張る、要するに上側の外腹斜筋と下側の内腹斜筋が運動に関与するわけです。これが第3相では、上側内腹斜筋と下側外腹斜筋の活動に切り替わります。上側内腹斜筋が先に収縮を始め、体幹下部を大きく引っ張って回旋させるのです。

メモ

体軸内回旋における運動部位と固定部位の途中逆転

寝返りにおける第2相では、体幹下部が固定され、体幹の上部が回旋するが、第3相になると、体幹下部が回旋し、体幹の上部が固定される。つまり、第2相と第3相の間で、固定部位と回旋部位が逆転する。

寝返り動作第2相から第3相への詳細

仰臥位から側臥位に移行するシークエンスを細かく見ていくと、まずは体幹上部が回旋し、下部の回旋を待つ。その後、下部が回旋しはじめて、体軸内回旋は、上部と下部で切り替わる。このとき、内腹斜筋と外腹斜筋もはたらきをバトンタッチする。

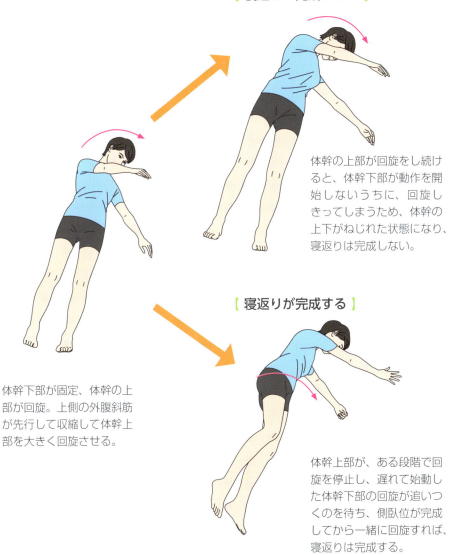

【寝返りが完成しない】

体幹の上部が回旋をし続けると、体幹下部が動作を開始しないうちに、回旋しきってしまうため、体幹の上下がねじれた状態になり、寝返りは完成しない。

【寝返りが完成する】

体幹下部が固定、体幹の上部が回旋。上側の外腹斜筋が先行して収縮して体幹上部を大きく回旋させる。

体幹上部が、ある段階で回旋を停止し、遅れて始動した体幹下部の回旋が追いつくのを待ち、側臥位が完成してから一緒に回旋すれば、寝返りは完成する。

寝返り動作の分析

● <寝返り>動作を可能にするメカニズム

屈曲回旋の体重移動

POINT
- 寝返り動作は身体の回転運動による身体重心の移動。
- 肩甲骨の前方突出には対称位置の下肢にかかる重力も関係する。
- 寝返り動作の制動は身体重心を移して逆向きの力を起動する。

寝返りの回転力を得る

　寝返り動作は、床面上で身体を回転させて身体重心を横方向へ移動させる動作です。言い換えれば、身体重心が移動しなければ、寝返ることはできません。したがって、床反力作用点を操り、重心移動の起動力を得ることがポイントになります。

　例えば、左への寝返り動作は左方向への回転移動なので、左へ身体重心をシフトさせなければなりません。床反力作用点の位置は身体と床面の接触面内の圧力分布によります。右下肢で床面を押し、同時に左下肢をやや浮かせて圧力を弱めると、作用点の位置が右にずれて身体重心の右側から床反力がかかるようになるため左への回転力が生まれます。

　このとき、やや浮いた左下肢には重力がかかるため、身体重心を挟んで対角線上にある右肩甲骨の前方突出にかかるおもりとして作用します。もし、左下肢が浮き上がらない場合はおもりが効かないので、右肩甲骨の前方突出は不十分になり、体幹上部を回旋させることができません。

回旋の制動も重心の移動でかける

　第3相で骨盤の回旋が始まり、下側の左下肢に体重が移ると、下肢の使い方が逆転します。すなわち、床面を押していた右下肢は床面を離れ、下側の左下肢を越えて身体前面に振り出され、今度は下側になった左下肢が床面を押して体重を支えます。これにより、床反力作用点は身体重心よりも左側へシフトし、身体の回転と逆向きに働く力がかかって、身体重心の移動に制動がかかります。

床反力作用点
床反力とは、床に接地している部位にかかる床からの反力で、その力がかかっている点が床反力作用点。

体重移動と回転力
臥位に限らず、どのような姿勢でも、体重の移動は回転力を生む。例えば座位で、片方の脚を浮かせるなどして床面を押す力を弱めると、もう片方の脚の床面を押す力が優勢になり、浮かせた脚の方へ重心がシフトする。必然的に身体は傾くが、これは身体重心の移動で回転力が生じたことを意味する。

体重移動と床反力作用点

左側に寝返る動作を、例にとって考える。

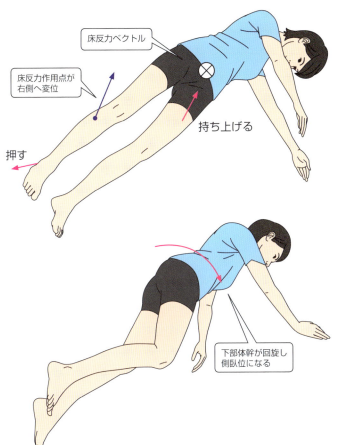

右下肢で床面を押し、左下肢を持ち上げると、床反力の作用点が右側にシフトするため、身体を左方向へ回転する力が生まれる。

下側になった左下肢が体重を支えるため床面を押す。これにより床反力作用点は身体重心の左側へシフトし、回旋運動と逆向きの力が働いて、身体重心の移動に制動がかかる。

column　寝返りと褥瘡

　寝返り動作は、乳児が最初に獲得する動作であるといわれるくらい、基本的な動作です。寝返りができないと、身体にさまざまな悪影響を及ぼします。特に恐ろしいのが褥瘡（いわゆる床ずれ）で、皮膚のただれや炎症だけでなく、ひどくなれば壊死に至ります。さらには血流の滞りから内臓疾患を引き起こすことまで考えられます。介護現場では、寝返りができない人に対し、職員が定期的に身体を動かして褥瘡の発生を防いでいますが、自分自身で寝返りできることがベストなのはいうまでもありません。

●目視による動作分析＜寝返り＞
寝返り動作の全体観察

- 対象者に寝返りを行わせ、動作の可否、パターン、努力量を観察する。
- 最も重要なのは屈曲回旋パターンで寝返りできるかどうか。
- スムーズな動作を妨げている体節や、代償運動の有無もチェックする。

寝返り動作の全体を観察する

では次に、目視で寝返り動作を分析していきましょう。

まず、観察の対象者（臨床現場では患者）に、左右の寝返り動作を行わせ、寝返りの可否、動作パターン、努力量を観察します。目的は以下の項目を明らかにすることです。

- 運動がどこから始まり、どう波及していくか
- 体軸内回旋のパターンはどうなっているか
- 回転力はどこから供給されているか
- 回転を妨げている因子は何か

注目すべきは、動作が頭部から始まっているかどうか、つまり屈曲回旋パターンでの寝返りができるかどうかです。前述したように、この回旋パターンは基本動作を可能にするさまざまなメカニズムで成り立っています。屈曲回旋できないということは、ほかの基本動作もできないということです。よって、仮にほかの方法で寝返りができても、屈曲回旋ができない場合は、異常動作と判定します。

スムーズな動きで寝返りできるか

また、すべての体節が順次回転しなければ、スムーズに寝返ることはできません。回転運動を妨げる位置にどこかの体節を置いたり、回転と逆方向に動く体節があったりしないか、チェックすることも重要です。

上肢と下肢の使い方にも注目しましょう。何とか寝返ろうと床面を強く押したり、身体を引き寄せたりするなど、過剰に努力するのは代償運動です。動作を可能にするメカニズムのどこかに、異常があることを示しています。

過剰な上肢・下肢の動き
寝返り動作の回転力は、股関節の両側性活動から供給され、それをコントロールして上下の体幹を回旋させている。そのため、正常であれば、身体を引き寄せたり、床面を強く押したりといった、上肢や下肢の過剰な使用は起こらない。

寝返り動作の観察チェックポイント

以下に、寝返り動作を目視する際のチェック項目をまとめた。詳細に見ていくと、どこに動作を妨げる原因があるのかが、わかるようになる。

●全体的な観察

☐	寝返りが左右の方向で可能か。
☐	自力で可能なら、いろいろなバリエーションで行なえるか。
☐	どんな環境でも行なえるか。
☐	速度や努力量は適当か。
☐	寝返りできない場合、どこで運動がストップしてしまうか。
☐	どこをどう介助すれば、寝返りができるか。
☐	対象者は寝返ろうとして、どのような「努力」をしているか。

●頭部と体幹の観察

☐	運動の開始部位はどこか。
☐	頭部の運動は、伸展→回旋か、屈曲→回旋か。
☐	頭部はあごを引いて楽に屈曲し、空間で保持できているか。
☐	体幹の運動は伸展→回旋か、屈曲→回旋か、まったく回旋が起きないか。
☐	腹部が腹筋で固定されて、胸郭が浮き上がったりしていないか。
☐	肩甲骨は前方突出しているか。
☐	上側の上肢は寝返る方向にリーチできているか。
☐	頭部から始まった運動が全身に波及しているか。
☐	体軸内に十分な回旋運動が起きているか。
☐	胸郭は柔軟に回旋運動を起こしているか。
☐	腹斜筋の活動は十分か。
☐	骨盤の回旋は十分か。

●四肢の観察

☐	身体の回転運動を止めるような位置に配置されている四肢はあるか。
☐	上肢は適切な位置に配列されているか。
☐	上肢で床面を必要以上に押したり、物を引っ張ろうとしていないか。
☐	上肢が回転運動を阻害する位置に置かれていないか。
☐	下肢が著しく屈曲したり、外転したりしていないか。
☐	下肢は回転を妨げないように回旋しているか。
☐	下肢の床面操作は適切に行われ、寝返りの力を供給しているか。

寝返り動作の分析

● 目視による動作分析＜寝返り＞

頭部の動作異常

POINT
- 所見の観察結果から、動作異常を解釈し原因を推論する。
- 頭部以外からの動作開始は、回転力不足を補う代償運動。
- 頭部の屈曲の異常は肩甲骨の前方突出ができないため。

頭部の動作で多く観察される逸脱運動

　ここからは体節ごとに動作を分析していきます。臨床で比較的多く観察される正常なシークエンスから逸脱した所見から、問題の解釈と推論を組み立てて行きます。

　頭部は次のような所見がしばしば臨床で観察されます。
1．頭部以外の場所から動作が開始する
2．頭部の運動が適切な屈曲回旋パターンから逸脱する

これらの所見からは、次のような解釈と推論ができます。

●頭部以外の場所から動作が開始する

　〈解釈〉回転力や可動力が不足しているので、それを補おうと、上肢や下肢を使って体幹を引いたり押したりすることで、回転力を得ようとしている。

　〈推論〉関節可動域の制限、筋力不足、運動まひなどの影響で、以下のようなことができなくなっている。
　①頭頸部の運動がコントロールできない。
　②回転力を股関節の両側性活動から得られない。
　③体軸内回旋を起こせず、回転を全身に波及できない。
　④身体の回旋を妨げる体節がある。

●頭部の運動が適切な屈曲回旋運動から逸脱する

　〈解釈〉頭頸部の伸展や過剰な屈曲・回旋、大きな側屈は、肩甲骨の前方突出や体軸内回旋が起こせず、屈曲回旋ができないための代償的な努力性反応。

　〈推論〉頭頸部が伸展して伸展回旋パターンで寝返ろうとする場合は、過剰な努力や恐怖感で後頭下筋群の緊張が高まっていたり、頸部深層屈曲筋群が機能不全に陥っていたりといった理由が考えられる。

キーワード

努力性反応
意識的な努力を要する反応。頑張らないとできない動作。

メモ

後頭下筋群と
頸部深層屈曲筋群
後頭下筋群とは、後頭部から頸部にかけての、いわゆる"うなじ"にある、大後頭直筋、小後頭直筋、上頭斜筋、下頭斜筋の総称。頸部深層屈曲筋群とは頸部の深層にある頭頂筋、頸長筋など。

頭部に問題がある場合の逸脱行動の例

【頭部以外の場所から動作が開始する逸脱動作の例】

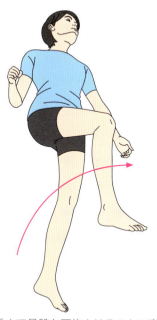
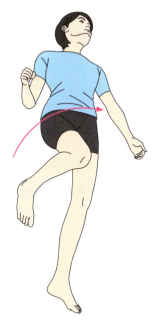

下肢の重さで骨盤を回旋させることで寝返り動作を開始する。

上側の下肢で床面を押して骨盤を回旋させることで寝返り動作を開始する。

【頭部の運動が適切な屈曲回旋運動から逸脱する動作の例】

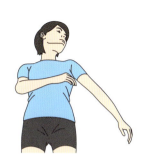
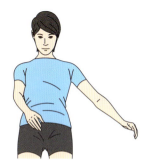
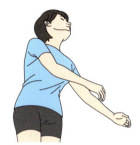

後頭部が大きく回旋して屈曲が起きない。

頭頸部が大きく屈曲して回旋が起きない。

頭頸部を伸展させて回旋する→伸展回旋パターンになってしまっている。

●目視による動作分析＜寝返り＞

上肢の動作異常

寝返り動作の分析

POINT
- 上側上肢の典型的な逸脱運動はリーチの不能。
- 上肢のリーチができないと、肩甲骨の前方突出ができない。
- リーチされない上肢は"おもり"として作用し、回旋を妨げる。

上側上肢の動作で多い逸脱運動

寝返り動作における上肢の逸脱運動でよく見られるのは、上側の上肢が寝返る方向へリーチできないというものです。

正常な寝返り動作では、上側の上肢が動作を誘導するように、寝返る方向へ大きくリーチされるのが特徴ですが、これができず、身体側に置かれたままになったりします。次のような解釈と推論ができます。

●上側の上肢がリーチできない

〈解釈〉上側の上肢のリーチ不全が、肩甲骨の前方突出や体軸内回旋を阻害している。身体側に置かれたままの上肢は"おもり"として作用し、身体の回転を妨げる。

〈推論〉考え得る原因は、運動まひ、関節可動域の制限、過剰努力による連合反応の出現、肩甲骨周囲筋や腱板を構成する筋肉の機能不全による肩甲上腕リズムの異常など多岐にわたる。身体認知機能の異常によっても、動作に先行するリーチが起こせなくなる。

肩の痛みや可動域に制限が認められる場合は、肩関節複合体を構成する骨の協調運動が、筋緊張の異常によって乱れている可能性が高く、また、脳卒中の後遺症で片まひになった患者は、上腕骨を内旋させて肩甲骨の動きを抑制してしまうため、リーチすることができません。

このような疾患のある患者は、上肢が外転する際、肩甲骨の回旋が正常よりも遅れて始まるため、肩峰突起と上腕骨頭の間にある組織が押しつぶされてしまいます。また、弛緩性まひに認められる肩関節の亜脱臼は、関節の可動域制限を引き起こします。

 キーワード

片まひ
片側の上肢・下肢に現れる運動まひ。

肩峰突起
肩甲骨の末端に、肩関節窩を囲むように存在する突起。肩峰と烏口突起の2つに分ける場合もある。

関節可動域
片側の上肢・下肢に現れる運動まひ。

連合反応
一方の側の随意的な筋収縮が、他方の側に不随意的な筋収縮を引き起こしてしまう反応。片まひの患者にしばしば発現する。

上側の上肢が寝返る方向へリーチできない例

正常な寝返り動作は、上側の上肢が前方へとリーチされ、肩甲骨が前方突出して水平内転を起こすことで成立する。ところが、上側の上肢がリーチできないと肩甲骨の前方突出や体内軸回旋を起こすことができず、身体が回転しない。

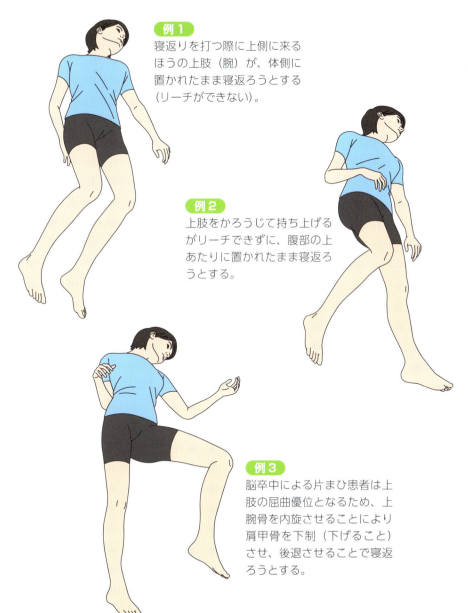

例1
寝返りを打つ際に上側に来るほうの上肢（腕）が、体側に置かれたまま寝返ろうとする（リーチができない）。

例2
上肢をかろうじて持ち上げるがリーチできずに、腹部の上あたりに置かれたまま寝返ろうとする。

例3
脳卒中による片まひ患者は上肢の屈曲優位となるため、上腕骨を内旋させることにより肩甲骨を下制（下げること）させ、後退させることで寝返ろうとする。

寝返り動作の分析

● 目視による動作分析＜寝返り＞
肩甲部と体幹の動作異常

POINT
- 上肢リーチ、肩甲骨前方突出、体幹の回旋は1セット。
- 肩甲骨前方突出の不全は肩関節や体幹の筋肉に問題がある。
- 体幹の正常な屈曲回旋からの逸脱は胸椎や腹斜筋などに原因が。

肩甲部と体幹で見られる逸脱運動

屈曲回旋パターンでは上肢のリーチが重要ですが、これには肩甲骨の前方突出が正しく行われる必要があります。また、体幹上部の回旋は、肩甲骨の前方突出と上肢リーチに引き続いて起こるので、3つの動きは1セットとなります。

肩甲骨と体幹については、上側肩甲骨を前方突出できない、体幹が適切な屈曲回旋パターンから逸脱するといった逸脱運動がしばしば観察されます。

●上側肩甲骨を前方突出できない
〈解釈〉上肢を挙げて空間に保持する土台をつくれない。
〈推論〉次のような原因が考えられる。
1. 前鋸筋（肩甲骨前方突出の主動作筋）の機能不全
2. 僧帽筋中部・下部（鋸筋と共同で肩甲骨を胸郭上に安定させる）の機能不全
3. 菱形筋や広背筋の過剰収縮（伸展回旋パターンで体軸内回旋を起こそうとしたときにこれが起こり、肩甲骨を後方へ引き込んでしまう）

●体幹が適切な屈曲回旋運動から逸脱する
〈解釈〉四肢や体幹に回旋要素の不足個所がある。
〈推論〉胸椎の回旋可動性の欠如、腹斜筋（ふくしゃきん）の機能不全、上肢や下肢に回転運動を妨げる個所が存在する、といった理由が考えられる。また第3相で腹斜筋の活動ペアを交代できない場合、広背筋や腹直筋を使って体幹下部を回旋しようとしたり、下肢で床面を押したり、下肢の重さを使ったりして骨盤を回転させようとするため、体幹の屈曲や伸展が過剰になる。

 キーワード

菱形筋
下位の頸椎と肩甲骨を結ぶ筋肉。大菱形筋と小菱形筋がある。

腹直筋
腹部前面に並ぶ左右対を成す筋肉（いわゆるシックスパック）。左右は腹直筋鞘で包まれ、正中線（白線）で連結する。

前鋸筋
第1〜9肋骨と肩甲骨を結ぶ筋肉。肋骨に付着する形状がノコギリに似ていることからこの名がある。

僧帽筋
後頭部から肩、背中の上部にかけて広く覆う筋肉。修道士の服のフードに似ていることが名称の由来。

 メモ

体幹が適切な屈曲回旋運動から逸脱する動作の例
正常な寝返り動作では、脊柱の回旋と屈曲が適切に配分されているため、四肢や体幹が過剰に屈曲したり伸展したりすることはないが、身体のどこかに回旋要素が不足する箇所があると、屈伸運動を増強させて回転力の不足を補おうとする。結果、体幹の伸展、屈曲の運動が過剰になることがある。

上側肩甲骨を前方突出できない動作の例

【 手すりを引っ張って寝返りしようとする 】

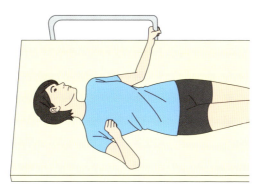

腹斜筋の機能不全、体幹の回旋可動域の制限、または股関節の両側性活動が使えないといった場合、寝返る側の上肢で手すりなどを引いて回転力を得ようとする。この代償運動では、連合反応として、上側上肢の屈曲と肩甲帯の後方への引き込みが起き、肩甲骨の前方突出ができない。

【 肩甲骨の前方突出を伴わない肩関節の水平内転 】

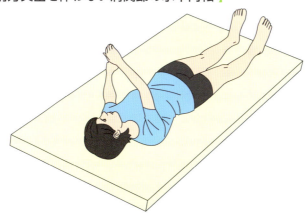

肩甲骨は胸郭に沿って動くため、胸郭の形状が扁平化していると前方突出が誘導されず、運動の軌道が上方回旋と外転運動に変換されてしまう。肩甲骨の前方突出ができず、上方回旋と外転運動だけが起きている場合、前方への効率的な上肢リーチができない。代償運動として大胸筋を使って肩関節の水平内転が起き、寝返りに必要な上部体幹の回旋運動を誘発できなくなる。

寝返り動作の分析

目視による動作分析＜寝返り＞
下側上肢と下肢の動作異常

POINT
- 下側上肢や下肢は回転運動を妨げない配列が必要。
- 下側上肢は下側肩甲骨の前方突出が動作のメイン。
- 下肢には骨盤の回転に制動をかけない位置取りが必要。

体幹の回転運動を妨げない配列

　スムーズな寝返り動作には、下側上肢や下肢が、体幹の回転運動を邪魔しないようにポジショニングされることが必要です。下側上肢は体幹の下敷きにならないように、下肢は骨盤の回転にブレーキをかけないように配列されます。これらに不備があると正常な寝返りができなくなります。

●下側の上肢が適切な位置に配列されない
　〈解釈〉下側上肢のポジションが適切でないため、回旋運動が阻害され、寝返りができない。
　〈推論〉次のような原因が考えられる。
　　1．下側肩甲骨の前方突出不能
　　2．下側上肢の運動まひ、感覚まひ
　　3．関節の運動に制限がある

●下肢が身体の回転に追従せず、回転を妨げる位置に配列
　〈解釈〉股関節の動きに問題があって下肢が正しく位置取りできず、回旋運動が阻害される。
　〈推論〉次のような原因が考えられる。
　　＊片まひ
　　　腹部の低緊張により、まひしていない側の上肢や下肢の運動によって寝返ろうとすると、まひがある側の下肢の連合反応によって、股関節の屈曲、外転、外旋（がいせん）を引き起こす。
　　＊脚の手術後の関節可動域制限
　　　大腿骨頸部骨折などの手術をした後、股関節に可動域の制限があると、下肢が身体の回転を妨げるようなポジションにあっても、そのまま寝返ろうとする。

メモ

肩甲骨の動き 3パターン

肩甲骨は胸郭上で挙上・下制、外転・内転、上方回旋・下方回旋の3方向に動く。挙上・下制は肩甲骨を上げたり下げたりする動きで、胸鎖関節と肩鎖関節の回旋運動の組み合わせ。外転・内転は肩甲骨が脊柱から離れたり近づいたりする動きで、鎖骨が胸鎖関節で水平回旋することで発現する。上方回旋・下方回旋は上肢の上げ下げに伴う動きで、肩鎖関節における肩甲骨の動きに加え、胸鎖関節における鎖骨の動きも関係する。肩甲骨の前方突出は外転と上方回旋の複合運動である。

下側の上肢・下肢に異常がある場合の寝返り動作

【 下側の上肢が適切な位置に配列されない動作の例 】

正常な寝返り動作では、下側上肢はわずかに外転し、体幹の回転を妨げたり下敷きになったりしないようにポジショニングされる。これができないと次のような異常が表れる。

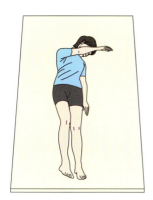

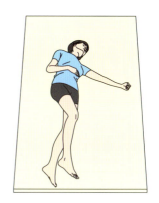

下側の上肢が体幹の下敷きになっている
下側の肩甲骨が前方突出されていないので、回転力が妨げられてしまい、寝返りできない。

下側の肩の過剰な外転
上肢が側方へ大きく広げたポジションに置かれ、前腕も回外(手のひらを上にすること)に置かれる。

【 下肢が回転を妨げる位置に配列される動作の例 】

骨盤が回転するとき、上側の股関節が屈曲・内旋せず、外転・外旋したまま寝返りしようとすると、上側の下肢により骨盤の回転が制限され、正常な寝返りができない。

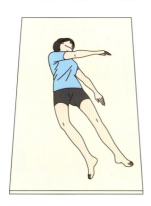

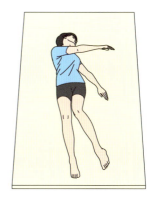

上側の股関節が屈曲・外転・外旋のポジションにあるままで寝返ろうとして、体幹下部の回転が妨げられる。

下側の股関節が屈曲・内転・内旋のポジションにあるままで寝返ろうとして、体幹下部の回転が妨げられる。

column バイオメカニクスの歴史

　人体を工学的・物理学的に考察する手法は、古くから実践されてきました。すでに紀元前4世紀には、古代ギリシャのアリストテレスが、生物の運動に物理学的な視線を向けていたことがわかっています。その後、キリスト教がヨーロッパに広がると、人体の科学的考察は一時停滞しましたが、15世紀のルネサンス期にレオナルド・ダ・ヴィンチが登場、人体内部に鋭い視線を向けました。骨と筋肉を機構的に考察したことを示す図が残されています。16世紀末には、ルネ・デカルトが、動物を機械に見立てた動物機械論、それを人体に拡張した身体機械論を唱えました。

　17世紀になると、現代に名を遺す多くの科学者が、人体に物理学的な視線を向けました。ガリレオ・ガリレイはもと医学生だけに早くから人体と物理学を結びつけ、自らが発見した振り子の等時性を応用して脈拍を測定しました。彼と同時代を生きたウィリアム・ハーベー（血液循環説を唱えた）は血流量を数値化しています。彼らの次の世代にあたるジョヴァンニ・ボレリは鳥や魚などの運動を力学で説明しようと試み、ニコラウス・ステノは筋肉の運動を幾何学で解き明かそうとしました。

　18世紀には、電気力学のクーロンの法則で知られるシャルル・ド・クーロンが、人間の仕事能力を力学の関数で公式化しようと試みました。19世紀には、エネルギー保存の法則で知られるヘルムホルツが、筋収縮と熱の関係を明らかにしました。20世紀に入ると、工学的・物理学的な人体研究はさらに進みます。特に第二次世界大戦後の進歩は飛躍的で、研究成果や理論がスポーツ競技にも応用されるようになりました。

　このように人体の工学的・物理学的考察は長い歴史がありますが、現在のいわゆる「バイオメカニクス」といわれる考え方が大きく発展し始めるのは、1970年代からです。わが国では、1970年に日本機械学会に開設された生物機械工学研究会が、バイオメカニクスの本格研究組織の嚆矢とされています。

第4章

起き上がり動作の分析

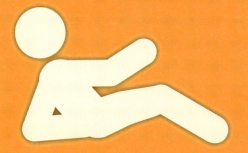

起き上がり動作の分析

● 基本動作〈起き上がり〉の概要

起き上がり動作の基本

- 起き上がり動作は自立した生活を送るうえで重要。
- 鉛直方向の運動と身体重心の移動・支持が要求される。
- 一般的な起き上がり動作は体幹の屈曲と回旋で実現する。

ポイントは体幹の屈曲と回旋

　起き上がり動作ができることは、自立した日常生活を送る上で非常に重要です。最大の特徴は臥位から姿勢を90°変化させることで、身体各部位のアライメントだけでなく、重力の受け方も大きく変化します。それだけに動作の難度は高い部類に入り、リハビリテーションに取り組む患者の中には苦手意識をもつ人も少なくありません。

　寝返り動作同様、多くの運動パターンがあり、かつ、必ずしも効率的な運動が選択されない点で、動作の分析を難しくしています。ただ、パターンが違っても、臨床で要求される力学的課題は共通しています。動作を分析する際には、そうした力学的な要求を理解しておくことが重要です。

　起き上がり動作で要求される力学的課題は次の2つです。
①身体を鉛直上方に動かす運動量を生み出すこと
②支持基底面の変化に応じて身体重心を移動させ、その中で重心を支持すること

　特に①は重力に抗して動く範囲と運動量が大きいので、正しく起き上がれない人には大きな労力を強います。

　これら力学的課題を達成するために重要となるのが、体幹の屈曲と回旋です。日常的な起き上がりは、だれもがこの組み合わせで行っているといっていいでしょう。

　特に回旋運動は重要で、回旋運動を行なわずに起き上がろうとするなら、まっすぐ起き上がらなければならず、大きな筋力を使うか、下肢を振り下ろす反動を利用することになります。実用的でなく、身体にも大きな負担をかけるので奨励できません。

起き上がり動作の多様なパターン

ある研究では、健常な成人がベッドから起き上がる運動のパターンは89通りあり、試行した10回すべてに同じ運動を選択した被験者は一人もいなかったと報告されているという。

屈曲・回旋に必要な筋肉

体幹の屈曲・回旋にかかわるのは腹斜筋群である。ここに機能障害があると、起き上がりは非常に難しい動作となる。そのため、手すりなどをつかんで上肢を引き、身体を引き起こす代償運動を行うようになる。

代表的な起き上がり動作

起き上がり動作は多様なパターンがあるが、大前提である「身体を鉛直上方に動かす」ことにおいて、大きくは下の2パターンにわかれる。代表的な代償行為は、手すりなどを利用した上肢による引き込みがあり、片まひ患者によく見られる運動パターンである。

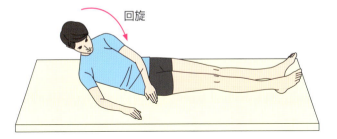

体幹を回旋させながら屈曲して起き上がる
健常な成人が日常的に最も多用する起き上がり動作。重力による回転力の影響を最小限に抑えている。

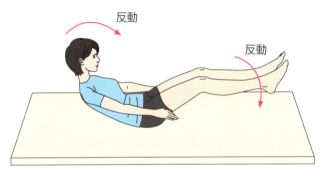

回旋せずに起き上がる
大きな筋力を発揮して起き上がることも可能だが、たいていの場合、下肢を持ち上げて勢いよく下ろし、その反動を利用して起き上がる。

【 起き上がり動作の基本パターン 】

起き上がり動作は寝返り動作との関連性が極めて高い。事実、動作シークエンスの前半は寝返り動作とほぼ共通する。したがって、起き上がり動作の動作パターンは、寝返り動作の動作パターンと大きく関連する。以下に健常な成人が起き上がり動作で用いる動作パターンを大まかに分類する。実際には、これらを状況に応じて使い分けたり、各パターンの構成要素を組み合わせて「亜流」がつくられたりしている。

動作の基本パターン
体幹の回旋をあまり用いず、屈曲を用いて起き上がる。
上肢で床を押して体幹の屈曲を補助する。
身体に勢いをつけて一気に座位になる。
ベッドの端から両足を出し、空中に浮いた下肢を"おもり"に利用しながら体幹部を持ち上げる。

● 基本動作＜起き上がり＞の概要

起き上がり動作のパターン

- 起き上がり動作は寝返り動作の"発展形"。
- 「on elbow」を"要"に寝返りから起き上がりへ緩やかに進む。
- 側臥位になってからの起き上がりは、上肢や体幹に負担をかける。

寝返り動作から起き上がり動作へ緩やかに移行する

起き上がり動作は、寝返り動作の"発展形"です。次項でシークエンスの詳細を説明しますが、前半の動きは寝返り動作と共通し、途中から起き上がり動作に移行します。動作の要となるのは、片肘で上部体幹の重さを支える on elbow と呼ばれる姿勢。前半と後半を明確に区切る結節点というより、一連の動きの中の通過点であり、全体としては動作がシームレスに進行するのが特徴です。いわば「寝返りながら起き上がる」ということになります。

側臥位になってからの起き上がりは負担大

寝返りから起き上がりへ続く、流れるような動作移行ができないと、結果的に起き上がることができたとしても、正常動作から逸脱した動作と見なされます。よく見られるのは、寝返り動作によって完全に側臥位になってから起き上がろうとするパターンで、側臥位から on elbow になる際、上側の手で床を押したり、on elbow の肘を強く押しつけたりして起き上がろうとします。正常な起き上がり動作では、上側上肢がリーチされた際、床に手をついて体幹を支えることはありません。このような動作は体幹の側屈を伴いますが、身体重心の持ち上げに十分な力や可動範囲が得られません。その結果、上肢で強引に持ち上げて on elbow になろうとし、上肢や体幹に過剰な負荷がかかってしまいます。

このように on elbow は起き上がり動作の要です。どのタイミングで、どれくらいの強度で on elbow するかが、スムーズな起き上がり動作の"鍵"といえます。

on elbow
半臥位で片肘に体重をかけて体幹上部を支える姿勢。

肘で床を強く押す過剰努力
側臥位になってから起き上がる場合、肘を床に強く押しつけて on elbow になろうとすると、身体を後方に押し戻す力が働く。体軸内回旋にブレーキがかかることになり、起き上がりに過剰な努力を要してしまう。

側臥位経由の起き上がり
側臥位は支持基底面が狭く不安定なため、多くの場合、体幹と股関節を屈曲して支持基底面を広げようとする。これは安楽な姿勢なので、起き上がりに活動していた腹斜筋や頸部の筋肉が緩み、動作進行の阻害要因となる。また、いったん側臥位になることは、連続していた動作を止めて別の姿勢をとることになり、起き上がり動作に関係しない背筋の緊張を高める。これも起き上がり動作の阻害要因となる。

起き上がり動作のパターン

起き上がり動作は寝返り動作の発展系。完全に側臥位になってからでないと起き上がれない場合、どこかに異常があると判断できる。

【 正常な起き上がり動作 】

寝返り動作から緩やかに起き上がり動作へと移行する、区切りなく、流れるような一連の動作であることが特徴。

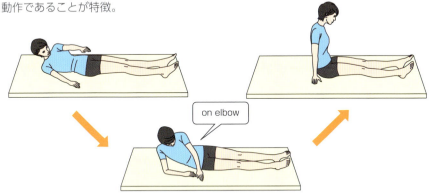

【 正常から逸脱した動作 】

正常な動作ができない患者は、寝返り動作で完全に側臥位になってから、肘や手で床面を強く押して起き上がる、前半と後半が明確に区切られた動作をとろうとする。

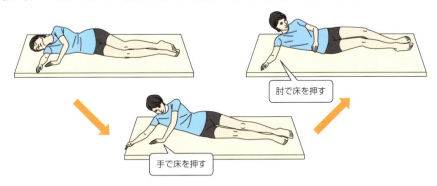

いったん動作が停止すると、本来の動作に必要な筋肉以外の筋肉が活動してしまう。側臥位は背臥位（仰臥位）より支持基底面が狭く不安定なので、次の反応が起こることが多い。
＊背筋の緊張の高まり
　→体幹が固定されてしまい、起き上がり動作を妨げる要因となる。
＊体幹と股関節の屈曲
　→支持基底面を広げようとする逸脱運動で、楽な姿勢になるため、起き上がるために活動する腹斜筋や頸部の筋肉の緊張が解けてしまう。

起き上がり動作の分析

● 基本動作＜起き上がり＞の概要

起き上がり動作のシークエンス

POINT
- 起き上がりのシークエンスは4つに分けられる。
- 第1相と第2相は寝返り動作と同じ。
- 第3相の on elbow から上体の起き上がりが始まる。

寝返り動作のシークエンスは4相

　起き上がり動作のシークエンスは4つに分割できますが、第1〜2相は寝返り動作と同じです。変化が起きるのは第3相からで、上側の肩が下側の肩を越えるような位置関係になった段階で、片肘に体重をかけて体幹を支える姿勢になります。これが on elbow です。これによって体幹上部を鉛直方向に動かす運動に移行します。

　体幹の起き上がりが進むにつれて、体重を支える支持基底面は肘から手根、殿部・下肢へと移動します。最終的に、長座位が完成したら、起き上がり動作は完了です。

【第1相】頭頸部のわずかな屈曲と回旋の開始。

上側肩甲骨が前方突出、寝返る側への上肢リーチ。

【第2相】上部の体幹の回旋運動開始。

上側の肩が下側の肩の直上に配列される。

【第3相】上側肩が下側肩を越える。

体幹の抗重力屈曲活動が高まり、肘に体重がかかって「on elbow」になる。

【第4相】体重を支える場所が、肘から手根へ移動する。

手根で床面を押し、重心線が殿部と下肢でつくられる支持基底面に落ちるように身体重心を移動する。

長座位が完成する。

キーワード

長座位
両脚を伸ばして殿部を床につけて座った姿勢。

手根
手の手首に近い部分。手首の関節（橈骨手根関節）より先の部分で、8つの骨で構成された手根骨がある。手根から先の部分は中手と呼ばれ、指へと続く。

起き上がり動作のシークエンス

起き上がり動作は、前半の2相は寝返り動作と重複する。第3相の on elbow が動作の"要"になる。その後、体重の支持は手根に移動し、動作は完成する。

【第1相】頭頸部の屈曲・回旋→上側肩甲帯の前方突出とリーチ

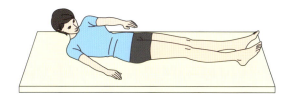

- 頭頸部が小さく屈曲し回旋を始める
- 上側の肩甲帯が身体の前方に突出し、上側上肢がリーチする

【第2相】上部体幹の回旋開始→上側肩と下側肩が上下に配列

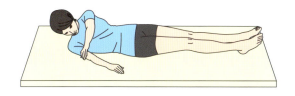

- 上部の体幹が回旋運動を始める
- 上側になる肩が下側の肩の上に配列する
- 下部の体幹は固定している

【第3相】上側肩が下側肩を越える→on elbow の完成

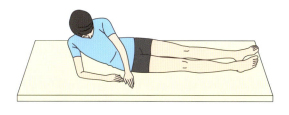

- 体幹上部の体軸内回旋が進み、上側肩が下側肩の上を越える
- 肘で床面を押して体幹を支え、on elbow が完成する

【第4相】体重支持面の移動→長座位

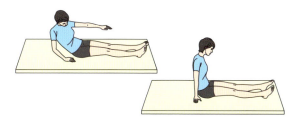

- 体重を支える場所が肘から手根に移動する
- 手根の支持基底面に力を入れて上体を起こす
- 長座位が完成する

起き上がり動作の分析

● 基本動作＜起き上がり＞の概要

on elbowと回転軌道①

POINT

- 肩関節を内転軸として体幹が回転運動を始める。
- 肩関節の回転運動に急制動をかける。
- "勢い"が肘関節の回転運動に移りon elbowが実現する。

on elbow はどのように実現するか

起き上がり動作の全4シークエンスのうち、前半2相は寝返り動作で、後半の2相が起き上がり動作の"本流"です。前半と後半の"要"として重要なのが on elbow。どう発現されるかを見ていきましょう。

第1相と第2相をくわしく観察すると、身体の回転運動は、下側の肩関節を軸（水平内転軸）にして起きていることがわかります。このまま回転が進むと側臥位になってしまうので、ある時点で肘関節を軸とした回転に切り替えないとなりません。それにはまず、肩関節を軸とする回転に制動をかけます。つまり、これ以上回らないように肩関節を固定してブレーキをかけて、回転軸を肘関節に移すわけです。

急ブレーキをかけて"勢い"を利用する

しかし、単に肘関節に回転軸を切り替えたのでは、体幹と上腕の両方を回転させることができません。肘関節の屈曲筋だけでは、体幹と上腕の全重量を持ち上げるのに十分な力を得られないためです。そこで力学の慣性の法則が応用されます。回転の"勢い"を利用するわけです。

肩関節に制動をかけたとき、体幹は寝返る方向になおも回転しようとしています。そのエネルギーが新たな回転軸である肘関節に伝わり、体幹の回転運動は続行されます。こうして、肘関節が「てこ」の支点となって、体幹に上腕も加えた"一かたまり"が回転し on elbow が完成します。

言い換えれば、on elbow には下側肩関節の急制動が必要である、ということにもなります。

キーワード

水平内転
上肢を肩関節で 90°外転させた状態、つまり腕を肩と同じ高さまで持ち上げた状態から、前方へ水平移動させること。

メモ

体節の重量と回転運動
2つの体節の重量に大きな差があるとき、重い体節は動かずに軽い体節が動く。体幹と上腕を加えた重量のほうが、前腕の重量より圧倒的に大きいため、肘関節の屈曲筋だけで回転運動を起こそうとすると、前腕の方が屈曲してしまう。そのため、体幹と上腕を加えた重量を動かすには、筋力以外のサポートを得ることが必要になる。

慣性の法則の応用
慣性の法則（P28 参照）は、物体の状態にかかわらず当てはまる。新たな力が加わらない限り、静止している物体はいつまでも静止し、運動している物体はいつまでも運動を続ける。起き上がり動作においては、回転軸を肩関節から肘関節に急転換させても、回転運動を妨げる向きには力が働かないため、回転運動はそのまま継続される。

on elbow を可能にするメカニズム

【 回転運動のコントロール 】

● 第1相・第2相における
　身体の回転運動

下側肩関節の水平内転軸で起きている。このまま進むと側臥位になる。

● on elbow を実現する回転運動

肩関節を中心とする回転運動から、肘関節を中心とした回転運動への切り替え。

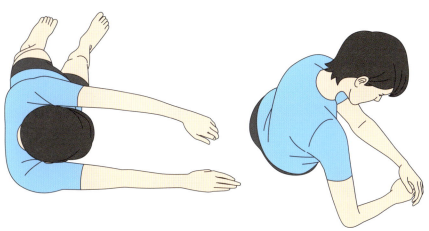

【 回転軸の切り替えと慣性運動の模式図 】

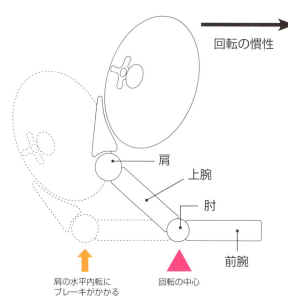

体幹に上腕を加えた重量を、肘関節の屈曲筋の力だけで回転させるのは不可能である。そこで、肩関節の回転運動で得た勢い（慣性）を、新たな回転運動に利用する。こうした運動制御をすることによって on elbow を実現させている。

● 基本動作＜起き上がり＞の概要

on elbowと回転軌道②

POINT
- 寝返り動作の途中で急停止すると臥位に戻ってしまう。
- 回転軌道を真横から斜め方向に急転換することで反転を防ぐ。
- 軌道変更は肩関節の回転運動に制動をかける作用もある。

肩関節にいつ急ブレーキをかけるか

　on elbow を完成させるには、下側肩関節の回転運動に急制動をかけ、肘関節の回転運動に切り替える必要がありますが、重要なのは「いつ急ブレーキをかけるか」です。

　正常な動作では、上側肩が下側肩の直上を通過するとき、肩関節の制動と肘関節の屈曲が同時に行われます（シークエンスの第3相）。実はこのとき、体幹が回転する軌道は、方向が大きく変わっているのです。この軌道の転換が、肩関節に制動をかける大きな要素です。

回転軌道を変えて反転を防ぐ

　寝返り動作では、身体は体軸を回転軸としています。したがって下側肩関節の回転は、寝返る側（真横）に向かう水平内転です。実はこの回転のまま急制動をかけると、下側肩関節は水平外転してしまい、結果的に仰臥位に戻ってしまうため、寝返ることができません。そこで制動の際に回転の軌道を変更して、身体が逆回転するのを防ぎます。

　具体的には、on elbow になる直前、すなわち回転軸を肘関節に切り替えるタイミングで、体幹の回転軌道を真横方向から斜め方向に切り替えます。こうすることにより、肩関節の内転にも制動がかかります。軌道が変わったことで、上腕骨が肩関節に対して"つっかえ棒"のような役割を果たし、機械的な制動がかかるからです。

　このように、シークエンス前半の寝返り動作において回転軌道を急に変えることで、肩関節の回転にブレーキがかかり、回転軸が肘関節に移動して on elbow が完成します。

キーワード

水平外転
上肢を肩関節で90°外転させた状態、つまり腕を肩と同じ高さまで持ち上げた状態から、後方へ水平移動させること。

メモ

体節の重量と回転運動
2つの体節の重量に大きな差があるとき、重い体節は動かないで軽い体節が動く。体幹と上腕を加えた重量の方が、前腕の重量より圧倒的に大きいため、肘関節の屈曲筋だけで回転運動を起こそうとすると、前腕の方が屈曲してしまう。そのため、体幹と上腕を加えた重量を動かすには、筋力以外のサポートを得ることが必要になる。

体幹の回転軌道の変化

通常の寝返り動作の途中で制動をかけると、体幹が反転してもとの仰臥位に戻ってしまう。そこで on elbow になる直前のタイミングで回転の軌道を横方向から斜め方向に急転換し、体幹の反転を防ぐとともに、肩関節の回転に制動をかけ、回転軸を肘関節に移転する。

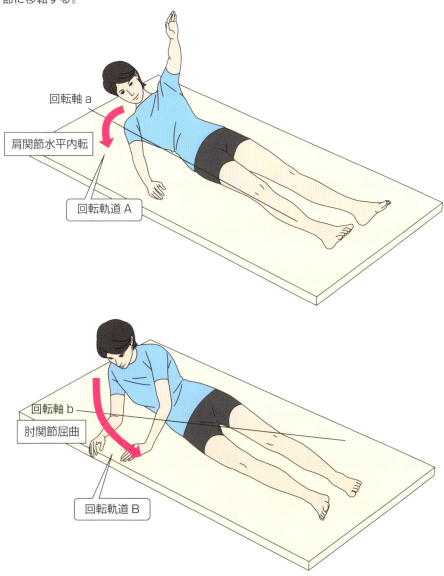

起き上がり動作の分析

●＜起き上がり＞動作を可能にするメカニズム
肩甲帯の安定化

POINT

- on elbow で上肢が体重を支えるには肩関節の安定が必要。
- 上肢のリーチには肩甲胸郭関節の安定が必要。
- on elbow の体重支持には肩甲上腕関節の安定が必要。

上肢のリーチには肩甲胸郭関節の安定が必要

　起き上がり動作は、上肢が体重を支える動作です。上肢が安定していないと on elbow を保つことができません。上肢の安定性は、下側の肩関節（肩複合体）、中でも肩甲上腕関節と肩甲胸郭関節に十分な安定性が求められます。ここが不安定だとうまく起き上がれません。

　寝返り動作で上肢がリーチするためには、固定された胸郭に対し、上側肩甲骨が安定していることが必要です。肩甲骨を安定させる筋肉には、前鋸筋、僧帽筋中部・下部線維、広背筋、大胸筋、菱形筋などがあります。なかでも上肢の空間リーチには、前鋸筋と僧帽筋中部線維が寄与し、協働して、前方突出した肩甲骨を胸郭上に固定します。肩甲骨の上方回旋には僧帽筋下部線維も大きく関与します。

　on elbow では固定された肩甲骨に対する胸郭の安定性が求められます。上腕骨が体重を支える柱となり、その先端で胸郭が回転運動するとき、前鋸筋と菱形筋の複合体が上腕骨－肩甲骨－胸郭のラインを安定させています。前方突出での肩甲骨の内転では、菱形筋と僧帽筋が協働します。

on elbow の体重支持には肩甲上腕関節の安定が必要

　on elbow で上腕骨が体重を支えるためには、肩甲上腕関節が安定することも必要です。この関節の安定化に寄与しているのは回旋筋腱板と総称される筋肉群です。中でも棘下筋は on elbow の主動作筋として機能し体重を支えます。また肩甲下筋は上腕骨頭が前へ出ないように関節前面を支えます。大胸筋と広背筋も上腕骨上で胸郭を安定化します。

キーワード

肩甲上腕関節
上腕骨と肩甲骨の関節。上腕骨頭のはまりが浅く、可動域が大きい。単に「肩関節」といったときはこの関節を指す。

肩甲胸郭関節
肩甲骨と胸郭の関節。

回旋筋腱板
別名「ローテーターカフ」。棘上筋、棘下筋、小円筋、肩甲下筋が板状に肩関節を囲む構造。肩関節を安定化させる。

棘下筋
肩甲骨と上腕骨を繋ぐ筋肉。

肩甲下筋
肩甲骨前方と上腕骨を繋ぐ筋肉。

起き上がり動作に必要な筋肉

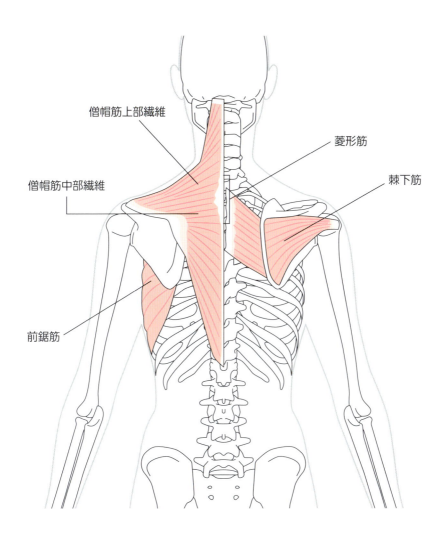

【 肩甲骨の安定化に寄与する筋肉 】

前鋸筋や僧帽筋などが協働して肩甲骨を胸郭に固定し、上肢のリーチを保持する。on elbowにおいて下側肩甲骨は前方突出する。肩甲骨に対して胸郭が固定され、上腕による支柱の安定性に寄与している。このとき、僧帽筋と菱形筋が協働して肩甲骨を胸郭に固定している。棘下筋は肩甲上腕関節の主動作筋として、on elbowで重要な役割を担う。

起き上がり動作の分析

● <起き上がり>動作を可能にするメカニズム

第3相から第4相への移行

POINT
- 第3相からは手根が〈前腕〜体幹〉の重量を支える。
- 上腕三頭筋が前腕の重量支持をサポートする。
- 第4相では小指球が支持面となって重量を支える。

第3相から第4相への移行プロセス

　第3相では、まず**手根**－前腕－上腕－肩甲骨－**胸郭**が連結して、体幹上部にかかる重量を支える必要があります。大きな重量がかかるので、安定性が求められるのはいうまでもありません。

　さらに第4相に入ると、手根で押して**長座位**となります。このとき、殿部・大腿部がつくる**支持基底面**内に**身体重心**が落ちるように調整する必要があります。

上腕三頭筋の役割

　この過程で重要な役割を担うのが**上腕三頭筋**です。これが十分に働かないと、前腕で支持基底面をつくることができず、肘から手の方向へ重心を移すことが難しくなります。また、連結して一体化している〈前腕－上腕－体幹〉が不安定になり、体勢を支えられずに崩壊してしまいます。

小指球の役割

　第4相では身体の**回転軸**が**尺側手根部**に移動します。**小指球**が支持面となり、**尺側手根間関節**で回転の軌道を変化させて、身体重心を**長座位**の支持面上に移動させます。

　このとき、小指球を土台に前腕－上腕－肩甲骨－胸郭の**アライメント**が連結され、クレーンのように高く伸びています。先端に重い体幹をぶら下げているため、小指球の狭い支持面で体重を支え、しかも旋回して重い物（体幹）を別の場所に運び、ゆっくりと下ろすわけで、難度の高い動作であるといえます。

キーワード

上腕三頭筋
肩甲骨と上腕骨の後面および内側後面を繋ぐ筋肉。肘関節の伸展に働く。

尺側手根部
手首の外側（小指側）。

手根間関節
手根骨（複数種ある手のひらの骨）同士を繋ぐ関節。

小指球
手のひらの、第5指（小指）の下にある隆起した部分。ちなみに足にあるのは小趾球と呼ぶ。

84

起き上がり動作 第3相～第4相

第3相から第4相で、起き上がり動作は完成する。具体的には〈on elbow〉→〈支持面が肘から手根、さらに殿部と大腿に移動〉→〈長座位〉と進行する。いわば起き上がり動作の"クライマックス"である。

● 第3相

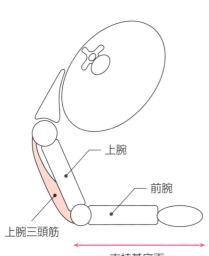

● 第4相

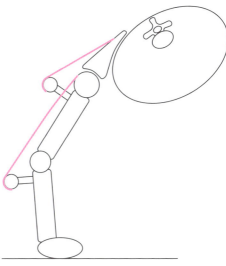

on elbow から手根による体重支持へ移行する。このとき上腕三頭筋が作用しないと支持基底面がつくれないだけでなく、体幹を支えられずに体勢が崩れてしまう。

手根で前腕－上腕－体幹を高く挙上して長座位へ移行し、移行し終えたところで起き上がり動作は「完了」となる。わずかな支持面を土台として、クレーンで重い物を高く持ち上げているような状態である。

column　尺側手根間関節

第4相において小指球で体重を支持するのは、尺側手根間関節が高い可動性を有しているからです。この関節は旋回性能が高く、クレーンのような動きを可能としているため、体重移動において威力を発揮します。

尺骨（前腕外側の骨）の形状が丸いことに加え、関節の円滑な動きをサポートする関節円板があることで、旋回する動きの自由度が極めて高いのです。

起き上がり動作の分析

● <起き上がり>動作を可能にするメカニズム
体重移動におけるアームライン

POINT
- 長座位の支持基底面に重心線が落ちるように体重を移動する。
- 小指球は体重移動が完了するまで床を押し続ける必要がある。
- 小指球を基部とするアームラインの筋肉が協調して働く。

第4相の体重移動

　第4相では体重の支持が肘から手根に移り、上体を押し上げながら、殿部と大腿によってつくられる長座位の支持基底面内に重心線が落ちるように、身体重心を移動させます。第4相の後半には床面の押し込みが小指球主体になり、床反力から回転力が生まれ、重心移動が促されます。

　小指球は支持基底面内に重心線が達するまで、床面を押し続ける必要があります。手を離すのが早過ぎると、長座位に移行する際不安定になってしまい、重心線が支持基底面内に入らないうちに離すと、倒れてしまいます。

小指球とアームライン

　これまで述べてきたように、第4相の最終段階では小指球が重要な役割を果たします。高い可動性をもつ尺側手根間関節を使うためでもあり、アームラインと呼ばれる、筋肉の連鎖体の基部だからでもあります。

　小指球を基部とするアームラインには、菱形筋－棘下筋－上腕三頭筋－尺骨骨間膜－内側手根側副靱帯からなるディープ・バック・アームラインと大胸筋－広背筋－内側上腕筋間中隔－尺側屈筋共通頭－手関節屈筋群からなるスーパーフィシャル・フロント・アームラインがあります。

　上肢の運動は、小指球を基部とすると、アームラインを構成する筋肉が協調して働くため、前腕－上腕－肩甲骨－胸郭の各体節のアライメントをコントロールしやすくなります。柔道の受け身など、床面に手をついて体重を支える場面で、必ず小指球から手をつくのはこのためです。

キーワード

棘下筋
肩甲骨棘下窩と上腕骨を結ぶ筋肉。上腕の外旋に働く。

骨間膜
並行する2本の骨の間にある薄く丈夫な組織膜。前腕の尺骨と橈骨の間、および下腿の腓骨と脛骨の間に存在する。

内側手根側副靱帯
尺骨端の茎状突起（小指側にある突起）と豆状骨（手の手関節近くの小指側にある小さな骨）を結ぶ靱帯。

内側上腕筋間中隔
筋間中隔とは筋肉と筋肉を隔てる部分のことで、内側上腕筋間中隔は上腕二頭筋と上腕三頭筋の境目をいう。

共通頭
複数の筋肉に共通する筋頭。

尺側手根屈筋
前腕の小指側にある、手の掌屈（手のひら側に曲げること）や背屈（甲側に曲げること）に関与する筋肉。

手関節屈筋群
前腕の手のひら側に伸びる、尺側手根屈筋や橈側手根屈筋など。手関節のほか、肘関節や指関節にも関与する。

2つのアームライン

複数の筋肉の連鎖。小指に連なるディープ・バック・アームラインとスーパーフィシャル・フロント・アームラインのほか、母指に連なるディープ・フロント・アームラインと、4指に連なるスーパーフィシャル・バック・アームラインがある。ディープ・バック・アームラインは、上肢の後面から肩へ至る筋肉の連鎖で、肩関節の動きに大きく関係する。スーパーフィシャル・フロント・アームラインは上肢前面から胸と背中に至る筋肉の連鎖で、上肢全体の動きにかかわる。

第4章 起き上がり動作の分析

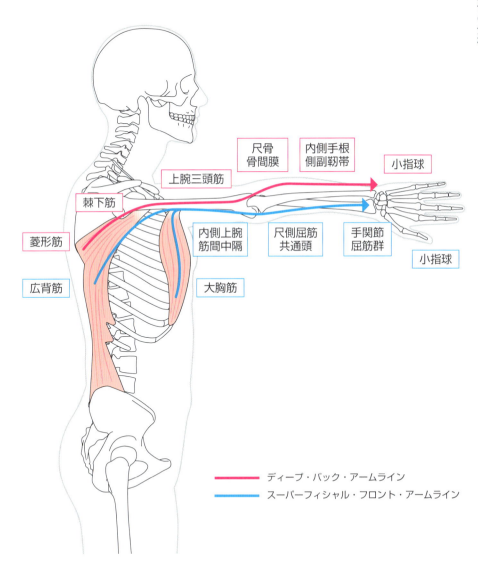

起き上がり動作の分析

● 目視による動作分析＜起き上がり＞

起き上がり動作の全体観察

- 対象者に起き上がりを行わせ、動作の可否、パターン、努力量を観察する。
- 最重要ポイントは on elbow に至るまでの動作メカニズム。
- 起き上がり動作に問題を認めたら、寝返り動作もチェックする。

起き上がり動作を行わせて全体を観察する

　目視による動作分析は、まず観察対象者に左右両側から起き上がり動作を行わせ、最終的な動作の可否、動作パターン、努力量を観察します。次の項目を明らかにするためです。

- 体幹の屈曲・回旋要素を用いた動作になっているか
- on elbow になるため（重心を持ち上げるため）に何をしているか
- 上肢で体重を支えられているか
- 支持基底面の変化に伴って重心を移動させ、その中で重心を支持できているか

　注目すべき点はどのような動作で on elbow を成立させているのか、回転軌道をコントロールし、体幹の回転の"勢い"を利用した起き上がりができているかがポイントです。上肢や下肢で身体を引き寄せる、下肢を大きく振るといった過剰な努力を伴う起き上がりは代償運動であり、動作メカニズムのどこかに異常があることを示しています。

寝返り動作もチェックする

　起き上がり動作の前半（第1相〜第2相）は屈曲回旋パターンによる寝返り動作と同じです。したがって、このシークエンスのチェックは、寝返り動作のものを援用します。

　ただ、寝返り動作から起き上がり動作への移行は連続して進むので、寝返り動作に問題がある場合は、起き上がり動作にも問題が及んでいると考えられます。同時に、起き上がり動作に問題が認められたら、寝返り動作もチェックし、異常がないか分析してみる必要があるということです。

動作観察で注視すべき部位

起き上がり動作は寝返り動作同様、回転運動が波及的に広がっていく動作なので、運動がどこで始まり、体節がどのような順番で回転していくか観察することが重要となる。右ページに主なチェックポイントを示したが、部位ごとでいうと、頭部、上肢、肩甲帯、上部体幹、下部体幹、下肢のそれぞれについて注視することが必要だ。

肩甲骨の構造

肩の背面にある三角形の扁平骨で、上縁、内側縁、外側縁の3縁、背面側、肋骨面側で形づくられる。内側縁は脊柱縁ともいう。

起き上がり動作のチェックポイント

【第1～第2相の観察チェックポイント】
寝返り動作（→ P61 参照）と同様。

【第3相（第2相の終わりから on elbow まで）の観察チェックポイント】

●頭部と体幹の観察

- [ ] 頭部の屈曲と十分な体幹の屈曲・回旋が行なわれているか。
- [ ] 頭部や体幹が過剰に側屈していないか。
- [ ] 寝返りから on elbow までの頭部・体幹の回旋は適当か（不十分だったり、回旋し過ぎたりしていないか）。
- [ ] 寝返りから連続して on elbow になれているか。
- [ ] on elbow になる際に、体幹が逆方向に回旋してしまわないか。
- [ ] 肩甲骨は胸郭面に固定されているか。
- [ ] 肩甲骨が挙上し過ぎたり、内側縁が浮き上がったりしていないか。
- [ ] 上側の骨盤が完全に床面から浮き上がるまで骨盤が回旋しているか。
- [ ] 腹斜筋の活動によって体幹が屈曲回旋していたか。
- [ ] 胸郭は柔軟に回旋運動を起こしていたか。
- [ ] 上半身の重心位置は支持面の中に適切に配置しているか。

●上肢・下肢の観察

- [ ] 支持側の肩関節の水平内転の動きが止まって、肘が屈曲していたか。
- [ ] 肘で床面を押し付け、肩が水平外転するようにして起き上がっていなかったか。
- [ ] 支持側の上腕が垂直位になり、十分に肩から肘に荷重がかかっているか。
- [ ] 支持側の肘がついている位置は適切か。身体側に近づき過ぎたり、遠過ぎたりしていないか。
- [ ] 支持側の肩甲帯は、胸郭を支えるために安定しているか。
- [ ] 支持側の肘の角度が 90°になっているか。
- [ ] 上側の上肢は適切な位置にあるか。過剰な緊張はないか。
- [ ] 上側の上肢を使って体重を支えていないか。
- [ ] 支持側、上側の上肢が何かをつかんでいないか。
- [ ] 上側の下肢が骨盤の動きに連動して内旋しているか。
- [ ] 上側の下肢が骨盤の動きに連動して外旋しているか。
- [ ] 両側の股関節・膝関節が適度に伸展し、カウンターウェイトを提供しているか。
- [ ] 下肢が浮き上がったり、屈曲したりしなかったか。
- [ ] 股関節が、骨盤が適切に起き上がってくるのを阻害しないように、屈曲しているか。

● 目視による動作分析＜起き上がり＞
上肢による過剰努力

- 起き上がり動作に問題がある患者は正常な on elbow ができない。
- 上肢の力だけで on elbow になろうとすると、押し戻されてしまう。
- 片まひ患者は肩甲骨前方突出ができないため、起き上がりに過剰努力を要する

上肢が過剰な努力をする

　起き上がり動作に障害がある患者の大半は、on elbowを正しく実現できません。起き上がり動作の分析でon elbowが最重要チェックポイントなのはそのためです。そこでon elbowを実現させるための動作について、臨床で多く観察される逸脱所見を基に推論していきます。

　もっともよく見られるのは、上肢の力だけでon elbowになろうと過剰努力するものの、後方へ押し戻されてしまうパターンです。これは、肩関節を水平外転させ、肘を支点として上体を起こそうとして、上側肩関節が反対方向に動いてしまい、体幹の回転に制動がかかって押し戻されてしまうものです。これは多くの場合、体幹を屈曲回旋できないことが原因です。胸椎や胸郭の可動域が狭かったり、腹斜筋群の筋力が低下していたり、屈曲回旋パターンの寝返り動作のメカニズムに問題があったりするためです。

上片まひ患者の過剰努力

　脳卒中に起因する片まひの患者も、起き上がり動作に上肢の過剰努力を伴います。伸展回旋パターンで、まひがない側から起き上がろうとしますが、まひがある側の広背筋が緊張するため、まひ側の上肢が後方に引き込まれた状態になります。そのため肩甲骨は前方突出できず、そのまま起き上がろうとすると体軸内回旋が阻害され、起き上がりに過剰な努力を伴うことになります。また、このとき連合反応も喚起されて上肢の屈筋が過剰に緊張してしまうため、上肢はさらに引き込まれてしまいます。

脳卒中片まひ患者の起き上がりでの過剰努力
体軸内回旋が阻害された状態で起き上がろうとすると過剰努力を伴うことは本文で述べたが、連合反応も喚起されて上肢の屈筋が過剰緊張するため、上肢はさらに引き込まれてしまう。まひ側の肩甲骨の前方突出が欠落した状態で寝返り、そのまま起き上がろうと過剰努力をした結果、体軸内回旋が阻害される。

体幹の回転に制動がかかる別パターン
on elbowになろうとするタイミングが早過ぎても、体幹の回転にブレーキがかかってしまう。体幹が十分に回旋していない状態で、上肢を使って起き上がろうとすると、上側の肩関節が回転と反対の方向に動いてしまうからである。

起き上がり動作の要・on elbow への過剰努力

本文でも説明した「上肢の力だけで on elbow になろうとする」逸脱動作が、もっともよく観察される。上肢の力だけで on elbow を実現しようと、肘を支点にして上体を起こそうとするなどの過剰努力をするも、後方へ押し戻されて達成されない。

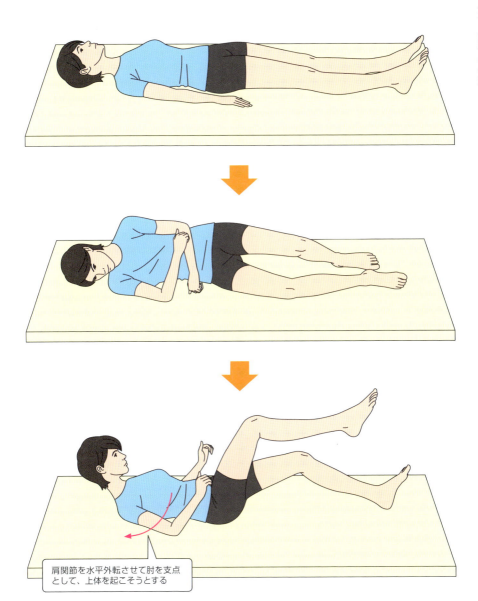

肩関節を水平外転させて肘を支点として、上体を起こそうとする

起き上がり動作の分析

●目視による動作分析＜起き上がり＞
手すりの使用／カウンターウェイトの不活性

POINT
- 手すりに頼る起き上がりは、筋力低下や関節の可動域不足などが原因。
- 片まひや股関節が動かせない場合も上肢に頼る起き上がりになる。
- 下肢のカウンターウェイトが発揮できない場合も起き上がれない。

手すりを使用して起き上がろうとする

　ベッドの手すりや近くの支持物を引いて on elbow になろうとする所見もしばしば観察されます。体幹の筋力低下や、股関節の可動域不足などが阻害要因となり、起き上がりの第1～2相で必要な回転力を生み出せなくなってしまうのです。以下のような原因が考えられます。
1．頭頸部の運動がコントロールできない
2．股関節の両側性活動が回転力を生み出せない
3．体幹の屈曲回旋が起こせない
4．身体の回旋を妨げる体節がある

　また、脳卒中片まひの患者がまひのない側から起き上がろうとする場合、まひのある側がおもりとなって身体の回転を妨げるため、まひのない側が支持物を引っ張ります。また、大腿骨頸部骨折などで股関節が外転・外旋位から動かせない患者も、on elbow になれないため、支持物に頼った上肢による起き上がりパターンをとります。

カウンターウェイトをうまく活用できない

　もう一方で、on elbow になる際に股関節と膝関節が同時に屈曲し、下肢のカウンターウェイトを活性化できず起き上がれないというパターンがあります。on elbow になるための過剰努力で連合反応が起こって、膝関節と股関節が同時に屈曲し起き上がれなくなってしまうのです。

　これは、膝関節と股関節が同時に収縮してしまうことにより、上半身の回転に必要な下肢のカウンターウェイトが得られないことが原因だと考えられます。

キーワード

カウンターウェイト
目的の動作を遂行する際、運動に参加する体節以外の体節を、目的方向と反対に移動させ、体節の重さで釣り合いをとり、バランスをとる姿勢制御の方法。

メモ

上肢に頼る起き上がり動作
片まひや大腿骨頸部骨折などの患者に見られる上肢に頼る起き上がり動作は、上肢の屈曲筋を使う動作なので、体重支持のために上肢を伸展させることができない。そのため、たとえ on elbow が実現できても、第4相に移行できず、起き上がれない。

手すりや支持物を使って行う代償行為の原因

on elbow になろうとして手すりや支持物を使って行う代償行為には、以下の2つの原因がある。

● まひ側が動作に参加せず身体の回転を妨げるおもりとして作用してしまう

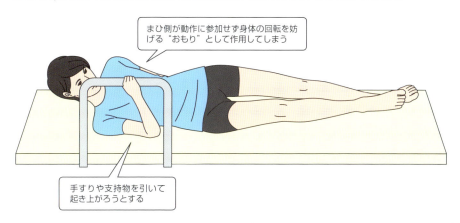

ベッドの手すりや手近な支持物を引いて起き上がろうとするも、まひあるいは筋力不足がある側が動作に参加しないため、身体の回転を妨げるおもりとして作用してしまい、結果的に過剰努力を伴う起き上がりとなる。

● まひ側の股関節が外転してしまい、外旋位から動かすことができない

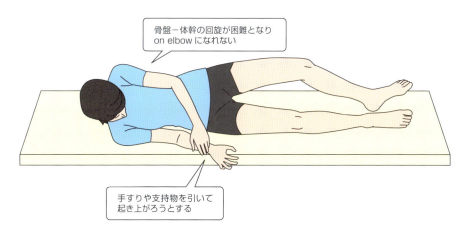

上側の股関節が外転・外旋したままで動かせない患者は、骨盤－体幹の回旋が困難なため、on elbow を実現できない。そのため、上肢で手すり・支持物を引いて起き上がろうとする。

● 目視による動作分析＜起き上がり＞

手をつく場所の問題

- 手をつく位置がずれると起き上がりが困難になる。
- 上側の手をつき両手で体を支える動作も起き上がりが難しい。
- 上肢だけで起き上がろうとする場合に見られる代償動作。

床面を押す手の位置

　ここで示した2例は、どちらも起き上がるときにつく手の位置が、正常より頭側に（臥位の際、脚側に対して）離れてしまう所見です。遠くに手をつくことで上半身の持ち上げ距離は短くなりますが、on elbow から座位になるまでの距離は長くなってしまいます。

　1つめは、上肢をつく位置が頭側に寄りすぎているパターンです。これは、体幹の屈曲運動を使わず、上肢の伸展活動だけで体幹を押し上げようとしているからであると考えられます。腹斜筋や腹直筋の筋力の低下が原因です。

　on elbow になる際、肘を頭寄りに置いて肩関節を外旋させると、手は肘よりさらに遠い位置につくことになります。これでは on elbow から座位に移ろうとするときに体重が上肢に乗り過ぎてしまい、手の位置を体側に戻せず、座位になれません。腹斜筋・腹直筋が弱っている患者に典型ですが、側臥位になってから起き上がる人にも観察されます。

　もう1つは上側の上肢で床面を支え、両手を使って起き上がるパターンです。これは、身体重心の移動を上肢の力だけで行っているからであると考えられます。腹筋群、股関節周囲筋群の筋力の低下が原因です。上側の手で床を押して起き上がりを始めようとしますが、上肢で体を持ち上げた後、すぐに下側の手もついてしまうことになります。位置が頭寄りに離れてしまうため、両手を使って起き上がらざるを得なくなってしまうのです。寝返りからスムーズに on elbow に移ることができない患者、特に側臥位を経由して起き上がる患者によく見られる所見です。

 キーワード

腹筋群
腹直筋、外腹斜筋、内腹斜筋、腹横筋。

股関節周囲筋群
股関節のまわりに分布する、股関節の動きに関与する筋肉群。腸腰筋、縫工筋、内転筋群など大小さまざま。

 メモ

両手での起き上がりがなぜ問題なのか？
正常であれば、on elbow が成立するので、下側の前腕が支持基底面となる。上側上肢が床面を支えることはない。

頭側、脚側
仰臥位を想像して、腰部から上、つまり上半身を頭側、下、つまり下半を身脚側とする。正常な起き上がり動作を思い出してほしい。肘をつく位置はあくまで自然にであれば、体側のあたりとなる。

手をつく位置が頭側に寄りすぎるパターン

肘を頭寄りに、つまり正常パターンより遠位（上）に置くと、床を押す手が頭側に寄りすぎてしまう。体側に戻そうとしてもできないため、on elbow を実現できない。

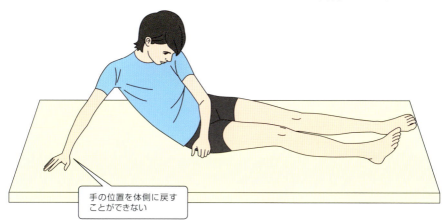

on elbow で起き上がることができない状態。

正常な起き上がり動作とは逆の手をついてしまうパターン

上側の手（つまり、身体の右側に傾いて起き上がろうと思った場合は左手）で床を押して体を持ち上げる。すぐ下側上肢（右側に傾いて起き上がろうと思った場合は右手）で支持しようとするが、手をつく位置が身体から離れるため、on elbow の体勢がとれない。

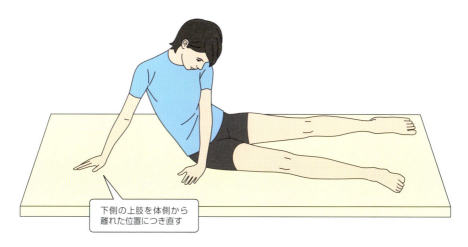

両手を使って起き上がらざるを得ない。

起き上がり動作の分析

● 目視による動作分析＜起き上がり＞
下側上肢で体重が支えられない

POINT
- on elbow になるためには肩甲骨と胸郭の安定性が求められる。
- 上腕骨の上で肩甲骨が不安定だと on elbow の体勢が崩れる。
- 胸郭の安定性が欠けると下側上肢で体重を支えられない。

下側上肢が体重を支えられず体勢が崩れる

　on elbow の体勢には肩甲骨の安定化が不可欠です。上腕骨の上でしっかり安定しなければなりません。これができないと、on elbow の際に上体の重量を上肢で支えられないため、肩が屈曲内転または伸展して on elbow が崩れます。

　まず、肩が屈曲内転して on elbow が崩れるパターンは、肩甲骨が上腕骨の上で安定化できていないため。棘上筋、棘下筋、小円筋、肩甲下筋の機能不全が原因です。特に棘下筋の機能不全は、on elbow における肩甲上腕関節の安定化に重大な問題を引き起こすので、放置できません。

　次に、上腕骨頭が前方に突出して肩が伸展し、on elbow が崩れるパターンは、肩甲骨が上腕骨の上で安定化できていないため。肩甲下筋の機能不全が原因です。

　上記のほか、大胸筋と広背筋の緊張のどちらか一方が強すぎたり、伸張性が低下したりしている場合も、肩甲骨は上腕骨上の安定性を欠くことになります。

肩甲骨に対する胸郭の安定性欠如

　肩甲骨に対する胸郭の安定性が欠ける場合も、下側上肢による体重支持は困難です。この場合は、菱形筋、僧帽筋、前鋸筋の機能不全が疑われます。

　また胸椎の回旋可動性に制限があると、肩甲胸郭関節を過剰に動かして代償することがあります。肩甲胸郭関節が固定されず、胸郭を十分に回旋できないため、上肢がつくる支持基底面内への重心移動ができなくなります。

キーワード

棘上筋
肩甲骨棘上窩と上腕骨を結ぶ筋肉。上腕の外転に働く。

小円筋
肩甲骨と上腕骨を結ぶ筋肉。上腕の外旋に働く。

肩甲下筋
肩甲骨前面と上腕骨を結ぶ。上腕の内旋に働く。

メモ

肩甲骨に対する胸郭の安定性が欠ける場合、もう１つのパターン
このパターンで、on elbow の際に肩甲骨の内側縁が胸郭から浮き上がって見える場合がある。これは、菱形筋、僧帽筋、前鋸筋の機能不全や、胸椎の回旋可動性の低下が疑われる。

なぜ体重を支えられずに崩れてしまうのか？

下側の上肢で体重を支えられず体勢が崩れるのは、上腕骨上で肩甲骨を安定化できないか、あるいは肩甲骨に対して胸郭を安定化できないからである。

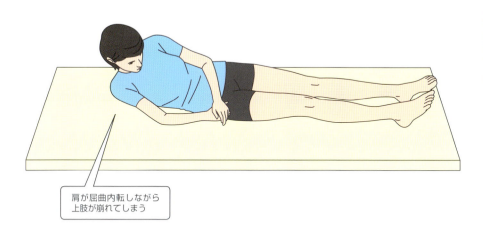

肩が屈曲内転しながら上肢が崩れてしまう

on elbow になる際、肩が屈曲内転して上肢が崩れてしまう。

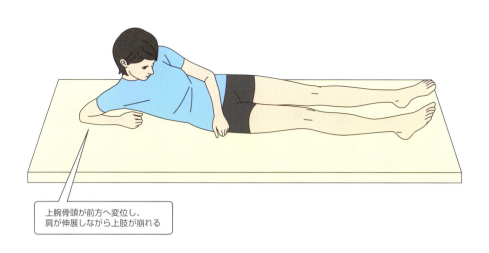

上腕骨頭が前方へ変位し、肩が伸展しながら上肢が崩れる

上腕骨頭が前方へ変位すると、肩が伸展しながら上肢が崩れる。

起き上がり動作の分析

●目視による動作分析＜起き上がり＞
長座位への移行で重心を移動できない

POINT
- 長座位の支持基底面に身体重心を移せないと起き上がれない。
- 身体重心の移動には、体重支持を肘から手根に移すことが必要。
- ハムストリングスの機能が低下した患者は膝を曲げる。

支持基底面に身体重心を移動させられない

起き上がり動作は on elbow から長座位への移行で完了します（第4相）。このとき、殿部と下肢によりつくられた支持基底面の上に、身体重心を移動させなければなりません。正常であれば、体重を支える場所は肘から手根部へ転換しますが、何らかの原因があってこれができないと、重心を支持基底面上に載せられなくなり、起き上がり動作が完了しません。またハムストリングスの伸張性が低下しても、長座位姿勢を維持できなくなってしまいます。

具体的には、on elbow から長座位になる際に、殿部と下肢でつくられる支持基底面に身体重心を移動することができないパターンです。on elbow の体勢から長座位へ移行する際、体重支持の場所を、肘から手根部へ転換できていないのですが、これは、胸椎の回旋可動性低下、股関節の屈曲可動性低下、ハムストリングスの伸張性低下などが原因であると考えられます。

ハムストリングスが十分機能しない患者は、on elbow から長座位に移行する際、伸張性の低下を代償するため、膝を屈曲させる動作をとります。その結果、体幹の回転に必要な下肢のカウンターウェイトが不十分になり、殿部の上に体幹を載せることが困難になります。

また、起き上がり動作の第4相で、長座位への移行ができない場合は、上肢の伸展筋が弱まっているなどの原因が考えられます。

このパターンの患者は、手すりなどを使って身体の回転力を得ようとする代償運動がよく観察されます。

 キーワード

ハムストリングス
大腿部の後面にある、大腿二頭筋、半腱様筋、半膜様筋の総称。股関節の伸展や膝関節の屈曲にかかわる。

メモ

第1相・第2相で手すりに頼る患者の第4相
第1相・第2相において、下側上肢で手すりや支持物を引っ張ることで身体の回転力を得ている患者は、牽引を繰り返したことにより、上肢の筋肉は屈曲筋が優位になっている。そのため、伸展筋を使う体重の支持と身体の持ち上げができず、床面を押して身体重心を移動させられない。

なぜ身体重心を移動できないのか

体重の支持を肘関節付近に頼ると、スムーズに手根部の支持へ転換できない。そのため、体幹を過剰に屈曲（股関節は不十分に屈曲）することで体幹を何とか持ち上げる。

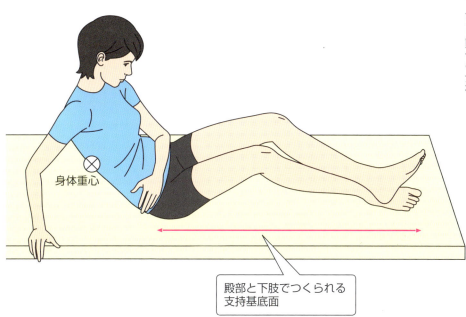

身体重心

殿部と下肢でつくられる支持基底面

この場合、殿部と下肢でつくられる支持基底面上に身体重心を移すことができないので、完全に起き上がることができない。この図のように、身体重心が背後にあると、上肢の支えがなければ、後ろへ転倒してしまう。

column　背上げベッド小史

　寝返り動作や起き上がり動作に問題があっても、リハビリで正常化する可能性は高いので、患者さんには前向きに取り組むよう励ましたいものです。とはいえ、なかなか思うようにならない人がいるのも事実。そうした人にとって、背上げ機能が搭載されたベッド（ギャッチベッド）はありがたい存在でしょう。この機能を搭載した医療用ベッドは、1909年に、米国ジョン・ホプキンズ大学病院の外科医、W・ギャッチが手回しクランク式を考案したといわれています。日本に入って来たのは戦後ですが、1950年代には国産化され、60年代初頭には電動式が登場。後に介護に応用され、在宅介護用が世に出たのは1980年代半ばです。現在は多彩な機能が搭載され、半ば"ハイテク化"した製品も登場しています。

リハビリテーションの評価指標「FIM」

　リハビリテーションには「結果」(アウトカム)が求められます。患者の生活上の不便の軽減、つまりADL（Activities of Daily Living：日常生活動作）の向上という目標があるからには当然です。もちろん、個人差があるので、すべてが計画通りに進むとは限りませんが、成り行き任せにするわけにもいきません。リハビリのスタッフは、患者の状態を見ながらリハビリプログラムを調整し、指導していく必要があります。

　診療報酬の算定でも「どれだけ改善したか」はシビアに問われます。例えば「回復期リハビリテーション病棟入院料」を対象患者（脳血管疾患や大腿骨頸部骨折等の患者）に算定するには、退院時に運動機能が入院時と比べてどれくらい改善したか評価し、数字で示す必要があります。

　このとき用いられるのがFIM（Functional Independence Measure）です。1990年にアメリカで開発された国際評価指標で「機能的自立度評価法」と和訳されています。13の運動項目と5つの認知項目から成り、それぞれ1点（全介助）から7点（完全自立）で評価します。運動項目の内訳は、移動2項目、移乗3項目、排泄2項目、セルフケア6項目で、それぞれ実生活の具体的な動作、例えば、移動の2項目は「階段」「歩行・車椅子」で評価するのが特色です。そのため、訓練課題がクリアできても、実生活を想定した場面で支障があれば、得点は低くなります。

　ADLが改善されれば、FIMは退院時のほうが入院時より高くなります。これを「FIM利得」といい、当該病棟の患者のFIM利得の総計から規定に基づいて算出した「リハビリテーション実績指数」は、診療報酬の算定にも関係してきます。例えば、規定より低い実績指数が規定回数続くと、一部の報酬算定が認められなくなる場合があるのです。

　FIMの知識と評価実技は、理学療法士や作業療法士に不可欠です。国家試験でも問われるので、目指す人も理解しておく必要があります。

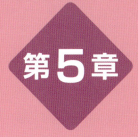

起立・着座動作の分析

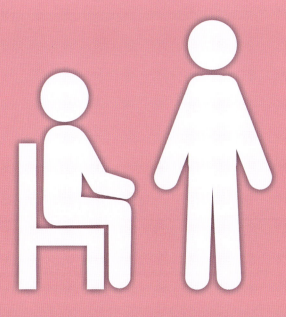

起立・着座動作の分析

■ 基本動作＜起立・着座＞の概要
起立・着座における運動パターン①

POINT
- 立ち上がる「起立」と腰掛ける「着座」は日常生活の基本動作。
- 姿勢や重心の制御が必要なため、動作としての難度は高い。
- 支持基底面が、両足底の面と殿部＋両足底の面との間で変化する。

起立・着座は日常生活の基本動作

「起立」とは椅子に座った姿勢から立ち上がる動作、つまり座位から立位への変化、「着座」とは立った姿勢から椅子などに座る動作、つまり立位から座位への変化のことです。立位・座位は、ベッドから立ち上がる、食事や仕事で椅子に座る、洋式トイレを使うなど、私たちの日常生活のありとあらゆる場面で行われる基本動作です。起立および着座を自力でスムーズに行うことができるかどうかは、日常生活の範囲や質を大きく左右します。

支持基底面と重心の移動

立位および座位は、基本動作でありながら、姿勢制御の観点からは難度の高い動作です。
①支持基底面が変化する
②身体重心を前後、そして上下に移動させる必要がある
という2つの特徴が、この動作を難度の高いものにしているのです。

その難しさはスクワット動作と比べるとよくわかります。スクワット動作では、支持基底面が両足でつくられる面のまま一定で、その中だけで身体重心が上下するので、比較的安定しています。一方、起立・着座の動作では、座位時の「殿部＋両足底」でつくられる広い面と、立位時の両足でつくられる狭い面との間で変化する支持基底面の中に、常に身体の重心線が入るように制御しなければなりません。この難しさゆえに、スクワット動作ができても起立・着座動作ができないという患者が存在します。

🔒 キーワード

起立
立ち上がる動作のこと。一般に椅子などに座った姿勢（座位）から立ち上がることを指す。

着座
立位から椅子などに座る、腰掛ける動作のこと。

メモ

スクワット
起立・着座動作に類似する動作だが、重心制御が異なる。常に腰幅に開いて両足の間を支持基底面とし、重心の移動は上下方向のみで水平方向にはない。

起立・着座時における支持基底面と重心の変化

起立・着座は、支持基底面と重心の変化を伴う動作だ。それぞれの動きに伴う特性は以下のとおり。

● **起立動作の特性**　座位から立位へ移動する。座位では、支持基底面は殿部と両足底を囲む面で、広く、安定している。ところが、立とうとして座面から殿部が離れると、支持基底面が両足底を囲む面だけと狭くなり、かつ、身体の重心線をその狭い範囲へと移動させなければならない。

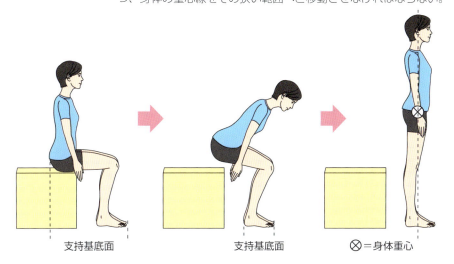

● **着座動作の特性**　着座動作では、身体の重心を、下降させながら後方に移動させなければならない。支持基底面は、座位に至るまで広がらず、狭いまま。

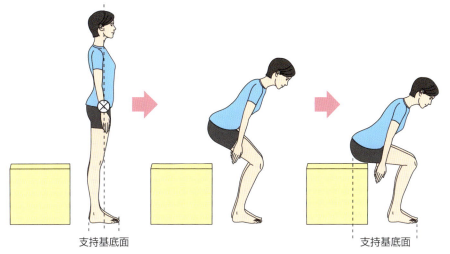

基本動作＜起立・着座＞の概要

起立・着座における運動パターン②

 POINT
- 体幹を十分に前傾させながら起立する動作を安定戦略という。
- 勢いをつけて起立する動作を運動量戦略という。
- 着座動作では重心の下降と後方への移動を協調させる必要がある。

起立動作の運動パターンと普遍的特性

　健常者の起立動作は、以下の2つのパターンが存在します。

　1つは安定戦略、もう1つは運動量戦略と呼ばれるパターンです。安定戦略は、座位の状態から上半身を大きく前傾させ、身体の重心線を両足底でつくられる狭い支持基底面にあらかじめ移動させてから、ゆっくりと立ち上がる方法です。

　もう1つは運動量戦略といって、勢いをつけて一気に立ち上がる方法です。運動量戦略は、殿部が座面から離れた瞬間は、身体重心はまだ両足でつくられる支持基底面の中には入っていませんが、バランスを失ったり後方に倒れたりすることはありません。これは、加速がついているからです。上半身を大きく前傾させる必要がないことも特徴です。

　高齢者などが手すりにつかまって身体を引っ張り上げながら立ち上がろうとするのは、「上半身を前傾して重心を前に移す」という動作メカニズムが行えず、かつ、加速（勢い）をつけることもできないためで、殿部が座面から離れたときに後ろに倒れそうになるのを防ごうとしているためです。

着座動作の運動パターンと普遍的特性

　一方、着座動作では、重心の下への移動と後ろへの移動を協働させる必要があります。重心線を両足底でつくられる支持基底面にとどめつつ、膝を曲げて重心を下げながら殿部を後方に移動させ、殿部が座面についたところで、重心を立位の上体よりは後方（殿部と両足底で囲まれた支持基底面の間）まで移動させます。この重心移動には、体幹の前傾と足関節の背屈を伴います。

 キーワード

安定戦略
stabilization strategy。重心を両足底でつくられる支持基底面に入れてから立ち上がる安定した戦略。力制御戦略（force control strategy）ともいう。

運動量戦略
momentum strategy。勢いをつけ、重心が両足底でつくられる支持基底面に入る前に殿部を離床させ立ち上がる戦略。通常、健康な大人がとるやり方。

背屈
手、または足の関節を、甲の方向に反らせること。

起立動作における2つの戦略

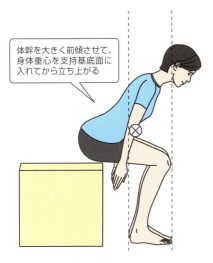

安定戦略
（stabilization strategy）

体幹を十分に前傾させ、身体重心が両足底でつくられる支持基底面に入ってから殿部を離床させる戦略。

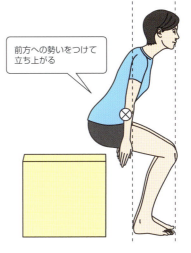

運動量戦略
（momentum strategy）

勢いをつけ、体幹はあまり前傾させずに起立する。殿部の離床時、身体重心は両足底でつくられる支持基底面に入っていない。

着座動作における重心の移動

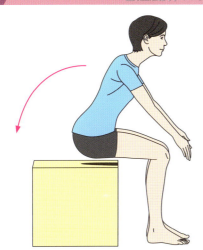

● **重心が後方へ行き過ぎた場合**

殿部が着座するときに身体重心が後ろに行き過ぎてしまい、後方に倒れてしまう。

起立・着座動作の分析

● 基本動作＜起立・着座＞の概要

起立動作のシークエンス

POINT
- 起立動作は第1相から第3相の3段階に分けられる。
- 第1相は重心の前方移動期、第2相は殿部離床期、第3相は重心の上方移動期。
- 3相にわたり、身体の各関節の伸展と背屈が同時に機能的に起こる。

起立動作の3相の詳細

起立動作のシークエンスは、3相に分けられます。

【第1相】 重心の前方移動期

座位の姿勢から、股関節が屈曲し骨盤が前傾するのに伴って体幹も前傾し、身体重心が前に移動していくまでの間を指します。股関節は、頭部が足指よりやや前に出るまで、屈曲していきます。体幹の前傾は、ゆっくり立ち上がるときは大きく、勢いをつけて立ち上がるときは小さくなります。

【第2相】 殿部離床期

身体重心がさらに前方に移動し、殿部が座面から離れる瞬間まで。膝はわずかに前に出て、下腿は前方へ傾斜し、立ち上がるために最適な傾斜角度になります。続いて股関節の屈曲が制動されるタイミングで膝関節の伸展が起こり、殿部が座面から離れます。このとき足関節の背屈の角度は最大となります。

【第3相】 重心の上方移動期

殿部が浮き、身体重心が両足底でつくられる支持基底面に入ります。すると、まず股関節が、続けて膝関節が徐々に伸展していき、頭部と殿部の体節部位は同時に重心線に近づきつつ、身体重心は上方に移動していきます。足関節は、重心線が両足底でつくられる支持基底面から外れないように調整しながら底屈していきます。この動作の終着点が、立位です。

キーワード

下腿
膝関節から足関節までの部分。

メモ

安定戦略と運動量戦略の混合型もある
通常、健者は状況に合わせてさまざまな方法で起立するので、安定戦略と運動量戦略の混合型ともいえる方法もある。

起立動作の第1相～第3相まで

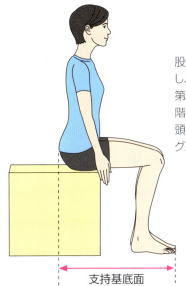

● 第1相 ●
股関節の屈曲で体幹が前傾し、重心が前方に移動する。第1相のおわりには、次の段階での荷重に備えて大腿四頭筋や大殿筋、ハムストリングスの緊張が高まる。

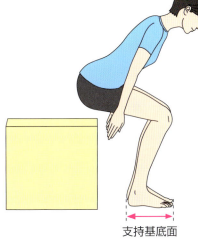

● 第2相 ●
足関節が最大に背屈し、下腿が、立ち上がるために最適な角度に前傾する。殿部が離床する。

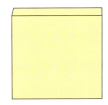

● 第3相 ●
殿部が離床し、重心線が両足底でつくられる支持基底面に入り、膝関節が伸展して重心が上がる。

起立・着座動作の分析

● 基本動作＜起立・着座＞の概要

着座動作のシークエンス

POINT
- 着座動作も、起立動作と同様、3相に分けられる。
- 動作メカニズムが複雑に組み合わさるのは第2相。
- 第3相で安定するのは支持基底面が広がるから。

着座動作の3相の詳細

着座のシークエンスも、起立動作と同様に、第1相から第3相までの動作メカニズムに分けることができます。

【第1相】 重心の前方移動期

まず、わずかに足関節が背屈し、それに同調して骨盤が後傾し始めます。このとき大腿は鉛直位のまま保持され、膝は前に出ながら少し屈曲し、下腿は前方に傾斜して、身体重心がわずかに前方に移動します。そして膝関節が屈曲を始めると、骨盤が前傾して股関節の屈曲が始まります。

【第2相】 身体重心下降期

股関節が屈曲することで体幹が前傾していき、同時に膝関節が屈曲して身体重心が下がっていきます。足関節は、重心下降期の前半は背屈していきますが、徐々に背屈が止まり、下腿の前傾角度を保持するようになります。すると、身体重心が後方に移動し始め、やがて殿部が座面に接触します。このとき股関節の屈曲と体幹の前傾の角度が最大になります。

【第3相】 座位姿勢完成期

殿部の坐骨結節が座面に接触すると、骨盤が後傾し、体幹が鉛直位に復元していきます。この過程で荷重は、はじめは両足でつくられる支持基底面と殿部の支持基底面に分配されていますが、徐々に殿部へと移り、最後に足は荷重から解放されます。

キーワード

大腿
股関節から膝関節までの部分。

坐骨結節
坐骨の下に突出した部分。座るとき、座面に接するところ。

鉛直位
鉛直とは、おもりを糸でつり下げたときの糸の方向のこと。身体の部位が鉛直に位置している状態を鉛直位という。垂直のこと。

荷重
ある部位に重さがかかること。また、その重さ。

着座動作の第1相～第3相まで

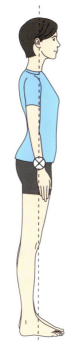

⊗＝身体重心

● 第1相 ●
骨盤がわずかに後傾して足関節が背屈し、次に膝関節が前に出て股関節とともに屈曲し始める。

● 第2相 ●
骨盤とともに体幹が前傾し、股関節と膝関節が屈曲、足関節が背屈して重心が下降する。徐々に足関節の背屈が止まり、重心が後方に移動し始める。

支持基底面

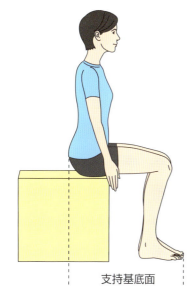

● 第3相 ●
坐骨結節が座面につき、骨盤が後傾し、体幹が鉛直位に復元して、安定した座位になる。

支持基底面

第5章 起立・着座動作の分析

起立・着座動作の分析

●〈起立〉動作を可能にするメカニズム
起立動作における2つのポイント

- 起立するためには重心を前方へ加速する必要がある。
- 身体重心の前方への加速は骨盤が回転する力によって生み出される。
- 脊柱のアライメントは起立動作の全期を通して中立位に保たれる。

股関節の屈曲と骨盤の前傾がポイント

　座位から起立するには、身体重心が前方に加速しなければなりません。その運動は股関節の屈曲と骨盤の前傾によって生じます。

　安定して座っているとき骨盤は後傾しています。そこから立ち上がろうとすると、まずわずかに骨盤が前傾して、坐骨結節で体重を支えるようになります。その状態から股関節が屈曲して骨盤が前傾していくと、坐骨結節が後方に移動していきます。坐骨結節は床反力作用点になっていて、これが後方に移動することで、その上に乗っている体幹の前傾に勢いがつきます。また、坐骨結節が後方に移動するとき、移動しながら座面を後方に押すことになり、身体重心の前方への移動も加速します。

脊柱のアライメントは中立位に保たれる

　体幹が前傾して身体の重心が前方に移動するプロセスでは、脊柱は大きく屈曲したり伸展したりせず、中立位に保たれなければなりません。仮に体幹の前傾が脊柱の屈曲によって行われた場合、背中が丸くなって骨盤が後傾し、身体重心を前に移動させるのを妨げてしまいます。体幹の前傾は股関節の屈曲のみによって行われ、脊柱は主に腰部多裂筋の緊張によって中立位に維持されます。

　勢いよく立ち上がる場合には、骨盤がまず後傾してから反動をつけるように前傾することがあります。しかしこの場合の骨盤の後傾は多裂筋と腸腰筋によってコントロールされ、後方に崩れるような後傾にはなりません。

 キーワード

多裂筋
脊椎の後ろの両側につく小さい筋群。仙骨の後面、腰椎、胸椎、頸椎の横突起などから起始し、数個上の棘突起につく。

腸腰筋
腸骨から起始する腸骨筋と、腰椎などから起始する大腰筋の総称。2つは合流して大腿骨に停止する。

中立位
関節や脊柱などを屈曲したり伸展したりしていない位置を中立位という。筋力を使っていない状態。

110

骨盤の前傾と坐骨結節の後方移動

坐骨結節の移動が重心の前方移動を促す。骨盤が前傾すると坐骨結節は後方に移動し、骨盤の上に乗っている体幹は前に倒れる。また坐骨結節が座面を後方に押すため、身体の重心は前に移動する。

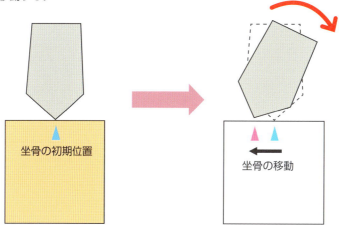

起立動作の第1相における身体重心の前方への加速は、骨盤が回転する力によって生み出される。

脊柱は中立位に保たれる必要がある

体幹前傾時、脊柱は中立位に保たれる必要がある。仮に脊柱が屈曲して背中が丸くなってしまうと、骨盤が後傾し、身体重心が前方に移動しにくくなる。

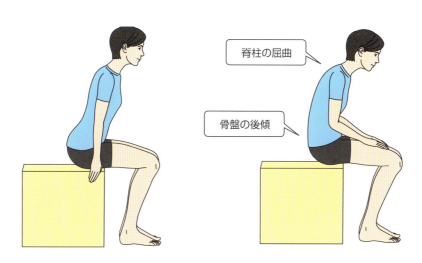

第5章 起立・着座動作の分析

起立・着座動作の分析

● <起立>動作を可能にするメカニズム

殿部が離床する際のポイント①

- 転倒しないためには殿部離床時に下腿が前傾位でなければならない。
- 前脛骨筋の緊張で床反力作用点がかかとに置かれて、転倒を防ぐ。
- 前脛骨筋は下腿と膝を前方に引き、重心の前方移動を助ける。

下腿は前傾したまま固定される

　殿部が椅子などの座面から離れた瞬間、つまり殿部離床時は、支持基底面は両足底でつくられる面だけになり、身体重心は支持基底面より後ろにあります。そこから重心がまっすぐに上昇したら後方に倒れてしまうので、重心は上昇と同時に前方へ加速しなければなりません。

　身体重心の上昇は膝関節の伸展によって行われますが、下腿が固定されない状態で伸展すると、大腿だけでなく下腿も回転し、身体が後方に倒れてしまいます。一方、前脛骨筋が働いて下腿が前に傾いたままであれば、膝関節を支点に大腿だけが回転できるため、身体重心を前方に移動させることができます。

床反力作用点をかかとに置く

　殿部離床時に身体重心が床反力作用点より後ろにあった場合、身体は後方への回転力を受けて転倒してしまいます。しかし、そこで前脛骨筋が緊張すると足関節が背屈してかかとが床にしっかりつき、かかとの床反力作用点と身体重心が近くなるため、身体にかかる後方への回転力を小さくすることができます。逆に下腿三頭筋が緊張すると、足関節が底屈してつま先が床につき、床反力作用点のつま先と身体重心が遠くなり、殿部の離床と同時に後方に転倒してしまいます。

　前脛骨筋の緊張は、殿部離床時に下腿と膝を前に引き、身体重心を前方の支持基底面に移動させるのを助ける作用も担っています。

キーワード

前脛骨筋
下腿の前面につく。脛骨の外側などに起始し、下腿を内側に向かって下行し、足の内側から足底にまわり込む。足関節の背屈などの作用を持つ。

下腿三頭筋
3つの筋頭を持つ筋で、2つの筋頭からなる腓腹筋は大腿骨に、残る1つのヒラメ筋は腓骨と脛骨の後面に起始し、合流してアキレス腱となって踵骨に停止する。足関節を底屈する。

＜起立＞殿部離床時に何が起こっているか①

立ち上がり動作でお尻が椅子などの座面から離れる際、要となるのは前脛骨筋。前脛骨筋が下腿、つまり膝から下の位置を前方傾斜に保持し、動作中の身体重心と床反力作用点の距離を保っている。このとき、身体重心と床反力作用点の距離が遠いと、後方への回転力も大きくなる。つまり、後ろに倒れるか尻もちをついてしまう。

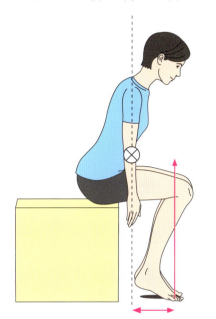

● 下腿三頭筋が緊張するパターン

つま先が床反力作用点となり、重心から遠くなる＝身体の後方への回転力が大きい。

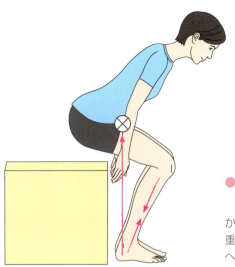

● 前脛骨筋が緊張するパターン

かかとが床反力作用点となり、重心に近くなる＝身体の後方への回転力が小さい。

起立・着座動作の分析

●＜起立＞動作を可能にするメカニズム
殿部が離床する際のポイント②

POINT
- 屈曲中の股関節に制動がかかると大腿が回転して殿部が離床する。
- 股関節屈曲に急制動をかけるのは大殿筋である。
- 股関節が固定されると、体幹にかかる慣性が膝関節伸展に働く。

股関節の屈曲に制動がかかり大腿骨が回転する

　さて、殿部が離床してから立ち上がるプロセスにおいて、身体重心は上昇すると同時に前方に移動する必要があります。その運動は主に膝関節の伸展によって引き起こされますが、そのときに身体が後ろに倒れないようにするためには、大腿だけが回転する必要があります。そのメカニズムの1つは前項で解説した前脛骨筋の緊張（→P112参照）ですが、もう1つ、大殿筋の収縮による股関節の屈曲の急制動が必要です。

　立ち上がり動作において、安定した座位の姿勢から殿部が離床するまで（第1相）は、股関節が屈曲することによって体幹が前傾していきます。そして殿部離床の直前、大殿筋が収縮し、股関節の屈曲に急制動がかかります。これによって関節は固定されますが、体幹にはそこまでの動きで生じていた前方への力が慣性として作用し続けます。この、体幹の前方への慣性と、股関節の固定が、大腿の回転と膝関節の伸展を生むのです。

　健常者の起立動作では、股関節の屈曲に制動がかかるのと膝関節が伸展するタイミングは一致しています。

下腿の固定を助ける下腿三頭筋

　前項では、殿部離床時には、身体重心と床反力作用点が近づくよう前脛骨筋の緊張が必要と解説しました。しかし、股関節の屈曲に制動がかかって殿部が離床していくときには、前脛骨筋だけでなくその拮抗筋である下腿三頭筋（特にヒラメ筋）による支持も必要です。

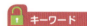 キーワード

制動
ブレーキのこと。動きを制して止める作用。

慣性
ものが何かの運動をしているとき、外から力が加わらない限り変化しないという運動の性質。惰性ともいう。

拮抗筋
反対の作用をする筋。足関節の背屈を行う前脛骨筋と、底屈を行う下腿三頭筋は互いに拮抗筋である。

 メモ

拮抗筋の働き
ある筋が主動筋として働いて関節を動かすとき、拮抗筋はその動きが急激に起こったり行き過ぎたりすることがないようにコントロールする働きをする。

＜起立＞殿部離床時に何が起こっているか②

● 股関節の制動と体幹への慣性で殿部が離床する

屈曲している股関節に急制動がかかると、体幹にかかっていた前方への慣性が、大腿の回転と膝関節の伸展を引き起こし、殿部が離床する。

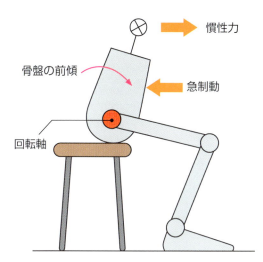

下肢と骨盤が機能的に連結している。下肢は支持のために準備している状態。

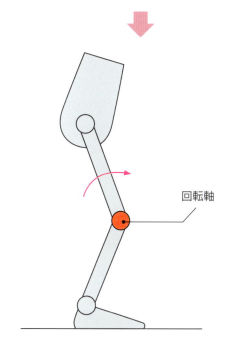

立ち上がりと同時に股関節が伸展していく。回転軸は膝関節。

＜起立＞動作を可能にするメカニズム
身体重心の変化

- 股関節と膝関節の伸展および足関節の底屈で身体重心が上昇する。
- 下肢につく拮抗筋が互いにバランスよく作用する必要がある。
- 下腿三頭筋は重心線が支持基底面を逸脱しないよう微調整する。

下肢の伸筋が重心を上昇させる

　殿部が離床し、身体重心が前方に移動して、重心線が両足底でつくられる支持基底面の中に入ったら、股関節と膝関節の伸展および足関節の底屈によって、下肢で床を押すようにして、重心を上昇させていきます。

　このプロセスでは、主に股関節を伸展する大殿筋、ハムストリングス、膝関節を伸展する大腿四頭筋の広筋群、足関節を底屈する下腿三頭筋が働きます。しかし、これら筋肉の働きだけでは安定した起立動作はできません。必要なのは、身体重心のコントロール。上昇する軌道が常に鉛直方向に保たれつつも、重心線が支持基底面を逸脱しないように調整されなければなりません。

拮抗筋が互いにバランスよく働く

　股関節と膝関節には、両方の関節をまたぐ二関節筋と、1つの関節をまたぐ単関節筋が、関節を挟んで反対側に拮抗筋として対をなすように配置されています。起立動作では、これらの筋力のベクトルの総和によって、身体重心が支持基底面の中で上昇するよう調整されています。例えば股関節と膝関節をまたぐ大腿直筋の出力は大腿と並行になるため、この収縮が強すぎると身体重心が後ろ向きに上昇してしまうため、後ろに倒れてしまいます。そのようなことがないように、それぞれの筋が協調して働く必要があるのです。

　また足関節底屈筋の下腿三頭筋は、重心線が支持基底面を逸脱しないように筋の出力を微調整しています。

キーワード

大腿四頭筋の広筋群
大腿四頭筋は、大腿直筋、外側広筋、内側広筋、中間広筋の4つの筋頭からなる。このうち「広筋」と名につく筋は、起始が大腿骨にある単関節筋である。

下腿三頭筋
下腿の後面にある筋で、表層の2つの筋頭は腓腹筋と呼ばれ大腿骨から、下層の1つの筋頭はヒラメ筋と呼ばれ腓骨・脛骨から始まり、合流して踵骨腱（アキレス腱）となり踵骨につく。主に足関節の底屈を行う。

メモ

ベクトル
力や速度などの大きさと方向を示す矢印。

股関節と膝関節の二関節筋と単関節筋
股関節と膝関節の両方の関節をまたぐ二関節筋は大腿直筋とハムストリングス。単関節筋は、股関節については大殿筋と腸腰筋、膝関節については大腿四頭筋広筋群と大腿二頭筋短頭。

身体重心の上昇軌道と支持基底面の関係

股関節と膝関節の伸展、足関節の底屈で重心が上昇する。重心の軌道は、支持基底面を逸脱しないように鉛直方向に制御される。

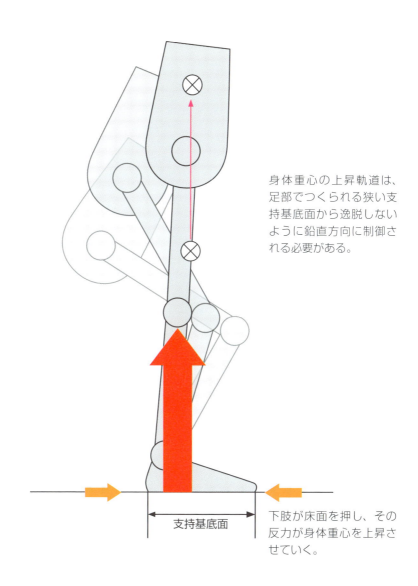

身体重心の上昇軌道は、足部でつくられる狭い支持基底面から逸脱しないように鉛直方向に制御される必要がある。

下肢が床面を押し、その反力が身体重心を上昇させていく。

支持基底面

起立・着座動作の分析

● <着座>動作を可能にするメカニズム
身体重心の制御

POINT
- 重心線は、着座直前まで両足の支持基底面内に入っている。
- 着座動作の終わりに重心が殿部の支持基底面に移動する。
- 股関節や膝関節の伸筋群が遠心性収縮によって動作を制御する。

重心の後方移動

　着座とは、立位から椅子などに座る行為のこと。身体重心を下降させつつ、重心線を両足底でつくられる支持基底面から後方の殿部でつくられる支持基底面に移動させる必要があります。この際重心線は、殿部が座面につく直前まで、両足底でつくられる狭い支持基底面の後方に位置するように制御する必要があります。重心線が支持基底面の前方にあると、重心を後方に移動させるのが難しくなってしまいますし、逆に重心の後方への移動が早すぎると、いわゆる「ドッスン座り」になってしまうのです。着座動作は、ゆっくりと制御しながら行う安定戦略であり（→P104参照）、勢いをつけて行う運動量戦略は使えません。

　着座直前まで重心線を両足の支持基底面の中に入れておくには、体幹を前傾し続け、殿部を突き出すようにしながら膝関節を屈曲していく必要があります。このプロセスでは膝関節だけでなく股関節も屈曲していきますが、主動筋は各関節の伸筋で、遠心性に屈曲運動を制御します。またこのプロセスで体幹は、脊柱を中立位かわずかな伸展位で維持したまま前傾していきます。

始まりのわずかな動作が重要

　着座動作が開始する直前、まず足関節の底屈筋が緩んで下腿がわずかに前傾し、同時に骨盤がわずかに後傾します。動きが小さいため目視は難しいかもしれませんが、この動作が起こることによって、重心線を支持基底面の後ろのほうに維持しつつ膝を屈曲していくことが可能になるのです。

キーワード

主動筋
ある運動を主に担う筋のこと。主動作筋ともいう。

下腿三頭筋
3つの筋頭を持つ筋で、2つの筋頭からなる腓腹筋は大腿骨に、残る1つのヒラメ筋は腓骨と脛骨の後面に起始し、合流してアキレス腱となって踵骨に停止する。足関節を底屈する。

メモ

遠心性（収縮）
筋収縮については、筋が長くなりながら収縮することを遠心性収縮という。筋が短くなる収縮は求心性収縮という。

安定した着座動作とは

身体重心が前後に移動する方向や度合いをうまく調整しながら、膝関節を屈曲させる必要がある。

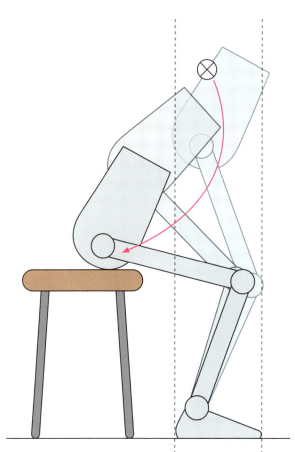

● 着座動作での
　重心の位置の変化

着座動作で身体重心は、殿部が座面につく直前まで支持基底面内に制御され、最後に後方に移動する。

column　着座動作開始時の下腿と骨盤のわずかな動き

　着座動作が始まるとき、下腿の前傾と骨盤の後傾が起こります。立位では膝関節は完全に伸展して安定していますが、その状態から着座のために腰を落としていくには、まず膝関節が屈曲に転じる必要があります。その動きは足関節底屈筋の下腿三頭筋のゆるみによって生じます。足関節底屈筋がゆるむと下腿が前傾し、それにともなって膝関節がわずかに屈曲、腰が軽くストンと落ちるように骨盤が後傾します。これがあってこそ、その後の膝の屈曲や重心の移動がスムーズに行われるのです。

起立・着座動作の分析

● 目視による動作分析＜起立・着座＞

全体像の観察ポイント

POINT
- 起立動作は運動量戦略で行なうとよい。
- 左右対称に身体を使い、身体重心が正中に保たれているかが重要。
- 身体重心の上下移動と前後移動の制御がうまくできるかを観察。

身体を左右対称に使って動作しているか

　患者さんに起立と着座の動作をしてもらい、上肢で支えることなく動作ができるかを観察します。起立動作は、ゆっくりと立ち上がる安定戦略ではなく、勢いをつけて立ち上がる運動量戦略（→P104参照）で実施してもらうとよいでしょう。それは、運動量戦略による起立動作が、歩行動作の立脚相のはじまり（→P142参照）のメカニズムと共通する部分があるからです。運動量戦略による起立動作に問題があれば、歩行動作にも問題がある可能性があります。

　動作の全体像としては、身体を左右対称に使えているかを観察します。起立と着座の動作は、歩行などのほかの基本動作と違って身体を左右対称に使うのが特徴です。身体重心はどの段階でも常に身体の正中にあり、前後と上下に移動します。体重が左右の下肢に均等に荷重されているかも重要な観察ポイントです。

動作の難度を上げて試してみる

　起立動作と着座動作では、身体重心を上下と前後に適切に制御する必要があり、起立動作で殿部離床ができない場合や着座動作で後ろにドスンと座ってしまう場合は、この重心の制御に問題があると考えられます。そこで座面を徐々に低くして難度を上げ、どのくらいで動作に支障が出るかを観察すると、日常生活動作を考えるうえでの有益な情報になります。座面も低くしていく際は、骨盤が後傾したり体幹が屈曲したりせず、抗重力伸展活動を維持できるかどうかを観察しましょう。

キーワード

正中
身体の左右の真ん中。身体がほぼ左右対称と考えた時、その左右を分ける面。

抗重力伸展活動
身体の重さを支え、重力に抗して体幹を伸展させていること。体幹を前傾しても、背中が丸くなったり骨盤が後傾したりしないこと。

メモ

momentum strategy
運動量戦略（→P104参照）。勢いをつけて、身体重心が両足底でつくられる支持基底面に入る前に殿部を離床させる方法。

stabilization strategy
安定戦略（P104）。重心が両足底でつくられる支持基底面に入ってから立ち上がる方法。力制御戦略（force control strategy）ともいう。

座面を低くすると難度が上がるのはなぜ
起立動作では体幹が中立位に保たれ、骨盤が前傾しなければならないのに、座面が低くなると体幹が屈曲し骨盤が後傾しやすいため。

立位・着座時の観察ポイント

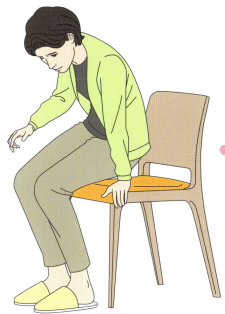

● 動作の全体的な観察ポイント

- 上肢を使わずに動作ができるか
- 高さが違う椅子で動作ができるか
- 速度は？
- なめらかに一挙動でできるか
- どこで動作が止まるか
- どんな努力をしているか
- どんな介助をすればできるか

動作観察から何を明らかにするか

起立・着座動作の観察項目
起立動作は運動量戦略（momentum strategy）で行なえているか？
着座動作は安定戦略（stabilization strategy）で行なえているか？
おもりとなる殿部の持ち上げ方は？
体幹を前方に傾ける際に、脊柱は中立位に保てているか？
身体を左右対称に使えているか？
両脚にかかる荷重は左右均等か？
変化する支持基底面に対応して、重心を移動させたり支持したりできているか？

起立・着座動作の分析

● 目視による動作分析＜起立＞
第1相～第3相の観察ポイント

POINT
- 動作の第1相から第3相の特徴を詳しくチェックする。
- 骨盤と体幹の姿勢、膝と下腿の位置や角度などに注目する。
- 重心の移動が安定しているか、荷重に左右差がないかが重要。

第1相：重心の前方移動期の観察

起立動作の第1相は、安定した座位から身体重心が前方に移動していくプロセスです。動き始めのところでは、骨盤が前傾し、体幹が直立して坐骨で支持する座位姿勢になっているか、下肢を前から見て垂直位に置き直せるかを観察します。続く身体重心を前方に加速させるプロセスでは、股関節の屈曲や骨盤の前傾の様子、その間の体幹や下肢、上肢のポジション、身体が左右対称に使えているかなどをチェックします。

第2相：殿部離床期の観察

起立動作の第2相は殿部が離床するプロセスです。ここでは下腿の前傾と膝関節の前方への移動の様子、重心が前方にまっすぐに移動していくかを観察します。その間、両足底が床についているか、骨盤は水平に、頭部や体幹は中立位に保たれているかをチェックします。そして上肢の力に頼ることなく、両下肢に均等に荷重しつつ殿部を離床させられているかを確認します。

第3相：重心の上方移動期の観察

第3相は身体重心を持ち上げていくプロセスです。ここでは股関節と膝関節の伸展、足関節の底屈が協調して行われているかが重要です。下肢への荷重に左右差がなく、骨盤が常にまっすぐ前を向いた状態で、重心が安定して上方に移動していくかを観察します。また上肢や下肢に異常な動きが生じていないかもチェックします。

メモ

起立動作に
上肢は使わない

座位で股関節と膝関節が90°程度になるくらいの高さの椅子から立ちあがる場合、基本的に上肢は使わない。ものにつかまる、引っ張るなどの上肢の動きがある場合は、自立した起立動作とはいえない。

起立動作の観察項目

起立動作の第1相から第3相の観察項目をチェック表にまとめた。

● 第1相：重心の前方移動期の観察項目

☐	まず骨盤が前傾し、体幹が直立した坐骨支持の座位をとれるか。
☐	足を前に向け、下腿を前から見て床と垂直位になるよう置き直せるか。
☐	股関節を屈曲し骨盤を前傾させ、重心をまっすぐ前に移動させているか。
☐	体幹が中間位に保たれているか。
☐	下肢は常に左右対称に動いているか。
☐	上肢は自然なポジションか。過剰な動きが起きていないか。
☐	対象者は寝返ろうとして、どのような「努力」をしているか。

● 第2相：殿部離床期の観察項目

☐	下腿を左右対称に前方に傾斜させ、膝関節を前に移動させているか。
☐	重心をまっすぐかつ十分に前に移動させられるか。
☐	上肢に頼らず殿部離床ができるか。
☐	足底の全面が床に接地しているか。かかとで体重を支持しているか。
☐	下肢への荷重は左右均等か。
☐	骨盤が水平に保たれ、まっすぐ前を向いているか。
☐	股関節は内外旋、内外転中間位を保ち続けているか。
☐	下腿は前から見て床と垂直位に保たれているか。
☐	頭部、体幹は中間位に保たれているか。
☐	上肢や下肢に連合反応は起きていないか。

● 第3相：重心の上方移動期の観察項目

☐	股関節、膝関節、足関節が協調して伸展しているか。
☐	重心は安定して上方に移動しているか。
☐	下肢への荷重は左右均等か。
☐	骨盤が水平に保たれ、まっすぐ前を向いているか。
☐	股関節は内外旋、内外転中間位を保ち続けているか。
☐	上肢や下肢に連合反応は起きていないか。

第5章 起立・着座動作の分析

● 目視による動作分析＜起立＞

重心の前方加速が不十分な原因

POINT
- 起立動作ができない主な原因は重心の前方への加速が不十分なこと。
- 骨盤や体幹の動きを制御する腸腰筋や大殿筋などの機能不全が要因。
- 股関節の屈曲可動域や腰椎の伸展可動域の制限も要因となる。

股関節や脊柱の可動域や筋力の問題

　起立動作が困難な場合、多くは骨盤と体幹の前傾や、それによる身体重心の前方への加速が不十分なのが原因です。

●腸腰筋の機能不全

　骨盤を前傾させる主動筋は腸腰筋です。この筋力が衰えている人が身体重心を前方に移動させようとすると、体幹が屈曲することになります。すると骨盤は逆に後傾してしまい、重心の前方移動が困難になります。

●股関節が十分に屈曲できない

　股関節の屈曲の可動域に制限があると、体幹が前傾できません。正常な起立動作を行うには、股関節の可動域の広さは95°程度は必要となります。

●大殿筋が正しく働かない

　起立動作では、大殿筋が、正しいタイミングで骨盤を後傾させて体幹の前傾に急制動をかける必要があります。しかしこれが正しくできない場合、骨盤と体幹の動きを制御できず、効果的に身体重心を前方に加速することができなくなります。

●腰椎の伸展可動性の低下

　加齢による腰椎圧迫骨折などが原因で腰が伸ばせないと、骨盤を前傾したときに体幹が屈曲してしまい、身体重心を前方に加速できないうえ、体幹と下肢の抗重力伸展機能を妨げてしまい、殿部離床すら難しくなります。

●多裂筋の機能不全

　多裂筋の機能が悪いと、腸腰筋と協調した骨盤の前傾と腰椎の伸展がうまくいかなくなります。

メモ

腰椎圧迫骨折
腰椎の椎骨前方のブロック状の部分＝椎体が上下につぶれたように骨折すること。脊柱の腰椎部分が屈曲していわゆる腰が曲がった姿勢となる。

＜起立動作＞正常パターンからの逸脱動作

起立時の逸脱動作は、身体重心の前方への加速が不十分な場合に行われる。原因は多岐にわたるが、そのうちの2つ「腸腰筋の機能不全」「大殿筋の機能不全」について図示する。

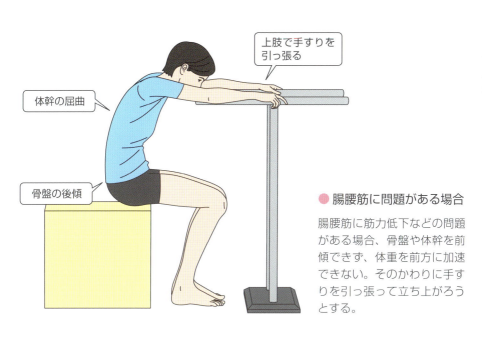

● 腸腰筋に問題がある場合

腸腰筋に筋力低下などの問題がある場合、骨盤や体幹を前傾できず、体重を前方に加速できない。そのかわりに手すりを引っ張って立ち上がろうとする。

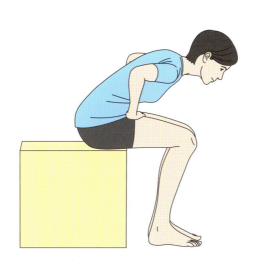

● 大殿筋に問題がある場合

大殿筋が正しいタイミングで体幹の前傾に急制動がかけられないと、体幹が前に倒れてしまい、効果的に重心を前方に加速できない。

起立・着座動作の分析

● 目視による動作分析＜起立＞

殿部の離床がうまくできない原因①

POINT
- 重心の前方への加速ができないと殿部離床が難しい。
- 殿部の離床には大殿筋の筋力が重要な役割を果たす。
- 大腿四頭筋の筋力は弱すぎても強すぎても殿部離床に支障をきたす。

重心を前方へ加速できない

殿部離床できない原因の多くは、前項の、身体重心の前方への加速が困難な場合と共通しています。勢いをつけて運動量戦略で立ち上がる場合、重心が前方に加速しないことには、重みのある殿部を離床させるのが難しいのです。

● 大殿筋が正しく働かない

大殿筋が弱く、前傾する骨盤に急ブレーキがかけられないと、勢いをつける運動量戦略での起立動作はできません。かわりに大腿四頭筋の収縮で膝を伸展させることによって殿部を離床させようとすると、大腿だけでなく下腿も回転し、身体重心を前方に移動させるのが難しくなり、逆に後ろに倒れやすくなります。

● 体幹の前方傾斜が不十分、または屈曲

殿部離床には大殿筋の働きが必須です。股関節に屈曲制限があって骨盤と体幹が前傾できない場合、その状態で大殿筋が収縮すると、身体が後ろに倒れてしまいます。また背中や腰が曲がっている場合、骨盤が後傾するため、大殿筋の活動だけでは殿部を離床させられません。

● 大腿四頭筋が弱い、または強すぎる

大腿四頭筋が弱いと、殿部が離床しても体重を支えられません。逆に強すぎて膝が強く伸展すると、身体は後ろに倒れてしまいます。

● 足関節の背屈の制限や背屈筋の機能不全

殿部離床時には下腿が前傾している必要があります。足関節の背屈に制限があったり、背屈を行う筋の機能が悪かったりすると、下腿が後方に傾斜して殿部の離床を妨げます。

キーワード

大腿四頭筋
大腿前面にある人体で最大の筋。骨盤に起始する大腿直筋と、大腿骨に起始する内側広筋、中間広筋、外側広筋の4つが1つに合流し、腱が膝蓋骨をつつんで膝蓋腱となって脛骨につく。主に膝関節を伸展する。

メモ

脳卒中患者の足関節底屈筋の過緊張
脳卒中の後遺症で片まひがある患者では、下肢への荷重で足関節の底屈筋に過度な緊張が生じ、足関節が底屈して、殿部離床時に下腿を前傾させておくことができない場合がある。

126

<起立動作>殿部離床が困難な人が用いる代償行為

起立動作において、殿部離床が要となる。本文で示したように、何らかの機能不全がある場合、患者は立ち上がるための代償運動を行う。代表的な2つを図示する。

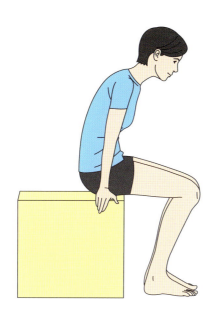

● 座面に手をついて
　殿部離床しようとする

座面に手を置くことで身体のバランスを取り、かつ、上肢で座面を押して立ち上がろうとするパターン。

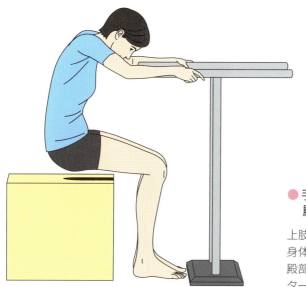

● 手すりなどを引いて
　殿部離床しようとする

上肢で手すりなどにつかまり、身体に引き寄せる代償運動で殿部を持ち上げようとするパターン。

目視による動作分析＜起立＞
殿部の離床がうまくできない原因②

POINT
- 体重を支えられない場合、下腿の位置に問題がある。
- 股関節の可動域や股関節の運動に関わる筋の機能不全が要因。
- 足関節の底屈筋の緊張で、かかとが床につかず、膝が外に傾く。

左右の下腿を鉛直に配列できない

　殿部が離床するためには、下腿は鉛直位で、かつ、左右の大腿がほぼ平行になるような位置に置かれていなければなりません。それは、片方または両方の膝が外側か内側どちらかに倒れている状態では、殿部離床時やそのあと立ち上がっていくプロセスで、下肢で体重を支えることができないからです。

　下腿を鉛直位に配列できないとき、その多くは股関節に原因があります。股関節の可動域に制限があったり、股関節の運動に関わる筋に機能不全があったりすると、股関節で大腿をまっすぐに配置できず、外転・外旋、または内転・内旋してしまい、その結果、膝が外側または内側に倒れてしまうのです。

足関節の底屈に関わる筋の過緊張

　足関節を底屈する後脛骨筋や下腿三頭筋の腓腹筋などが異常に緊張していると、常に足関節が底屈した状態になり、かかとがしっかりと床につかないため、膝が外側に倒れ、下腿を鉛直位に保つことができなくなります。

　足関節底屈筋が過度に緊張する症状は、脳卒中の後遺症で片まひになった患者によく見られます。脳卒中によって脳の運動の指令を出すところの神経が損傷すると、身体をうまく動かせなくなり、やがて筋力が低下していってしまう一方で、荷重がかかるなどの刺激があるなどで筋肉が過度に緊張し、けいれんしたような状態になることがあるのです。

外転・内転
四肢などを身体の正中から遠ざける動きを外転、四肢を正中に近づける動きを内転という。

大腿の外旋・内旋
大腿前面が外を向くように大腿をひねる動きが外旋、大腿前面が内を向くように大腿をひねる動きが内旋。

下腿に原因があって殿部離床できないケース

【 股関節の可動域や股関節の運動に関わる筋の機能に問題があるケース 】

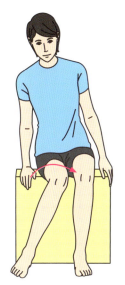 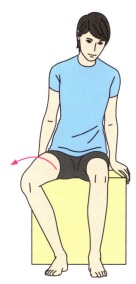

下腿が鉛直位に配列できない

股関節の可動域や股関節の運動に関わる筋の機能に問題があると、両下腿を鉛直位、平行になるように配置できない。すると、起立時に体重を支えることができず、殿部離床ができない。

【 足関節底屈筋の過緊張が原因となるケース 】

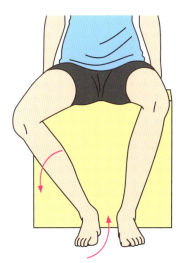

● 足関節の底屈筋が過度に緊張している場合

下腿三頭筋など足関節を底屈する筋が緊張していると、かかとを床につけることができず、膝が外側に倒れてしまう。その結果、両下肢に均等に荷重できず、殿部離床ができない。

起立・着座動作の分析

● 目視による動作分析＜起立＞

体幹の過度な前傾と左右非対称の動作

POINT
- 体幹の過度な前傾で殿部離床するのは大腿四頭筋の筋力低下が一因。
- 大腿四頭筋の筋力低下があると、手で座面を押す代償運動を行う。
- 半身にまひなどがあると左右非対称の動作になる。

体幹を極端に前傾するケース

　体幹が水平になるほどに前傾して殿部を離床させるケースがあります。このような場合は、大腿四頭筋の筋力低下が主な原因と考えられます。大腿四頭筋が弱いと、膝関節を**屈曲位**で維持することや、**伸展**しながら重心を上昇させて立ち上がることが難しいので、弱い力でも殿部を離床させられるように、体幹を大きく前傾させることで、**身体重心**を膝のほうまで移動させるのです。

　このような患者さんは、**起立動作**において、足関節を底屈し、膝関節を伸展して、下腿を後傾した状態で、体幹を大きく前傾させ、座面を手で押すなどして殿部を離床させるような**代償運動**をします。

左右非対称の動作をするケース

　一方、左右どちらかの半身にまひや筋力低下などがある患者さんの場合、健常なほうの力で殿部を離床させることになります。その結果、身体重心とその**荷重**は健常なほう、つまり**健側**に偏り、起立動作の過程における重心の軌道も左右非対称になります。

　まひなどがあり荷重されないほうの上肢と下肢は、**筋緊張**によって屈曲する傾向があります。また殿部が離床するとき、骨盤が荷重されない側の後方へ回旋するため、体全体が後ろに倒れそうになります。それをくい止めるため、健常なほうの上肢で手すりや台などを押して、身体を持ち上げて殿部を離床させるため、動作はさらに左右非対称になります。

 キーワード

代償
本来の動作ができないとき、ほかの方法で補って動作を完了させようとすることやその動作。

 メモ

左右非対称の動作
起立・着座の動作は本来、動作自体も重心の軌道も左右対称になる。非対称の場合、各関節の可動域や運動にかかわる筋の機能などどこかに問題がある

健側と患側
身体の左右で、障害がない側を健側、ある側を患側という。

殿部離床が困難な場合の代償行為

立ち上がろうとしたとき、何らかの問題があって殿部が重しになってしまうと、代償運動を行って殿部離床を可能にしようとする。以下の2つのケースがよく見られる。

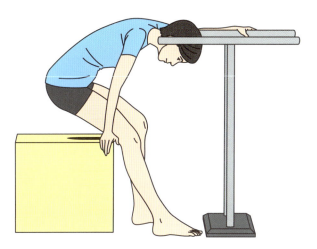

【 体幹の過度な前傾 】

● 体幹を極端に前傾させて殿部離床しようとする

大腿四頭筋の筋力低下があると、膝関節を屈曲位で維持することや、膝関節を屈曲位から伸展させながら体重を持ち上げて起立するのが難しいので、膝関節を伸展させたまま、手で座面を押すなどして殿部離床しようとする。

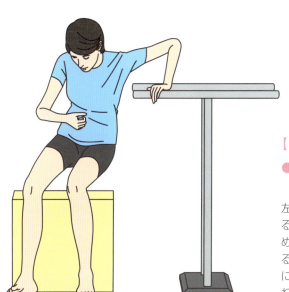

【 左右非対称の動作 】

● 殿部離床の動作が左右非対称になる

左右の半身にまひなどがあると、健側の筋力を使うため、動作が左右非対称になる。また骨盤が患側の後方に回転するため、後ろに倒れそうになる。

● 目視による動作分析＜着座＞
第1相〜第3相の観察ポイント

- 動作の第1相から第3相の特徴を細かくチェックする。
- 股関節と膝関節の屈曲で重心がゆっくり下降するかが重要。
- 体幹の屈曲や過剰な伸展、荷重の左右差などがないかを観察する。

第1相：重心の前方移動期の観察

着座動作の第1相は身体重心がわずかに前に移動するプロセスです。まず動き始めのところで、足関節が背屈し、それに同期して骨盤が後傾するわずかな動きを確認します。それに続いて下腿が前傾を始め、それにともなって膝関節が屈曲しながら前に移動し始める様子や、股関節の屈曲と骨盤の前傾が始まる様子を観察します。このとき、脊柱が前に曲がったり、過剰に伸展したりしていないか、荷重が両下肢に均等にかかっているかも重要です。

第2相：身体重心下降期の観察

第2相は身体重心が下降していき、殿部が座面につくまでのプロセスです。骨盤が前傾し、それに伴って体幹が十分に前傾するとともに、股関節と膝関節が屈曲して重心がゆっくりと下降していく様子を観察します。前半で足関節と下腿の傾斜角度が固定されているか、全プロセスを通して下腿が前から見て床と垂直に保たれているか、下肢への荷重は左右均等か、上肢で何かをつかんだりしていないかをチェックします。

第3相：座位姿勢完成期の観察

第3相は殿部が座面についてから座位が完成するまでのプロセスです。左右均等に坐骨結節から座面につき、着座直後は足部と殿部の支持面に荷重が分配され、着座した後、前傾していた骨盤が後傾し、体幹が鉛直位に復元され、安定した座位が完成する様子を観察します。

 メモ

椅子の高さを適切に選択する

動作の観察時は椅子の高さに注意が必要である。たとえば椅子が高いと、ドスンと座ってしまう傾向がある人でも異常が発現しにくくなる可能性がある。一方で、椅子の高さを変えてより詳細な観察・評価する場合もある。

着座動作の観察項目

着座動作の第1相から第3相の観察項目をチェック表にまとめた。

● 第1相：重心の前方移動期の観察項目

☐	はじめに足関節の背屈と骨盤の後傾のわずかな動きが見られるか。
☐	下腿が適切に前方に傾斜しているか。
☐	膝関節が前に出るように屈曲するか。
☐	膝関節の屈曲と、股関節の屈曲と骨盤の前傾が開始するか。
☐	下肢への荷重は左右均等か。
☐	脊柱の屈曲や過剰な伸展はないか。

● 第2相：身体重心下降期の観察項目

☐	十分に骨盤が前傾しているか。
☐	体幹が前方傾斜しているか。
☐	脊柱の屈曲や過剰な伸展はないか。
☐	股関節と膝関節が屈曲しつつ、重心がゆっくり下降しているか。
☐	重心下降期の前半で足関節の背屈位が保たれているか。
☐	重心下降期の前半で下腿の傾斜角度が保たれているか。
☐	下肢への荷重は左右均等か。
☐	下腿は前から見て床と垂直に保たれているか。
☐	着座はゆっくりと行なえているか。
☐	上肢は自然な位置にあるか。
☐	物をつかむなどの動作はないか。

● 第3相：座位姿勢完成期の観察項目

☐	坐骨結節から座面に接触しているか。
☐	着座直後、足部の支持面と殿部の支持面に荷重が分配されているか。
☐	着座後、骨盤が後傾しているか。
☐	着座後、体幹が鉛直位に復元されるか。

● 目視による動作分析＜着座＞
尻もちをつくような着座動作

- 重心線を両足の支持基底面内に保持しておけない。
- 足関節で重心の前後移動の微調整ができない。
- 脊柱をまっすぐに保てず、骨盤が後傾して重心が後ろに移動する。

下腿を前傾位に維持できない

　後方にドスンと尻もちをつくような着座になってしまうのは、重心線を着座動作の最後まで両足底でつくられる支持基底面の中に保持しておくことができないからです。

　足関節背屈の制限、膝関節屈曲の制限などの問題で、下腿を適切な前傾位に保てないことが一因です。また大腿四頭筋の筋力が低下していると、膝関節を適切な角度に維持しておくことができず、カクッと崩れる「膝崩れ」を起こしてしまうことがあり、これも要因となり得ます。さらに大殿筋の筋力が低下していると、骨盤を前傾位に保つことができず、身体重心を前方に置いておくことができないので、後ろに倒れるような着座動作になってしまうのです。

　また、足関節の運動に関わる前脛骨筋や下腿三頭筋のヒラメ筋の筋力が低下していたり、両者のバランスが悪かったりすると、重心の前後移動の微調整が難しくなり、スムーズな着座動作ができなくなります。

脊柱を中立位で保つことができない

　体幹は着座するまで中立位で前傾させておかなければなりません。しかし、大殿筋の筋力低下によって骨盤を前傾位に保っておけなかったり、多裂筋などの筋力低下によって骨盤や脊柱を伸展位に保っておけなかったりすると、着座動作の過程で脊柱のアライメントを保つこともできなくなります。すると、背中や腰が丸くなって骨盤が後傾し、身体の重心が後ろに移動しやすくなって、その結果、尻もちをつくような着座動作になってしまうのです。

キーワード

膝崩れ
歩行動作の途中で下肢に体重がかかると、その負荷に耐えられず膝関節がカクッと曲がってしまうこと。

メモ

大殿筋の筋力低下と骨盤の前傾
大殿筋は骨盤を後傾させる作用をもつ筋。したがって、前傾した骨盤を後方に引っ張り、それ以上前傾しないように維持する働きがある。

着座がスムーズにできないケース

ドスン！ と尻もちをついてしまったり、極端に背中や腰を前方に倒して殿部を着床したりする動作が見られる。

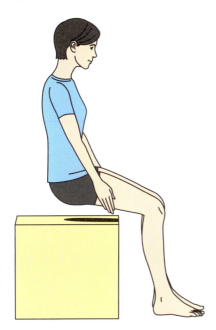

【 尻もちをついてしまう 】

● 重心を両足の支持基底面に保っておけない

大腿四頭筋の筋力低下があると、膝関節を屈曲位で維持することができず、いわゆる膝崩れを起こしてしまう。

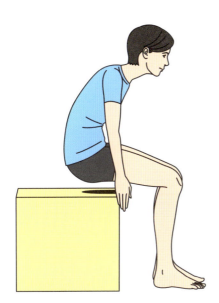

【 脊柱が曲がってしまう 】

● 脊柱が曲がり、骨盤が後傾して重心が後ろに移動する

脊柱を支える筋の筋力低下や椎骨の圧迫骨折などで脊柱が曲がり、大殿筋の筋力低下などで骨盤が後傾していると、重心が後ろに移動しやすく、尻もちをつくことになる。

ロコモティブシンドロームとサルコペニアとフレイル

　超高齢社会の日本。高齢化はさらに進むのが現実で、元気で生活できる期間を指す健康寿命をいかに延ばすかは、中高年の人だけでなく若い世代の人にとっても重要な課題です。健康寿命を延ばすには、がんや心臓病、糖尿病などの病気の予防もさることながら、元気に動ける身体を長く維持するための対策が欠かせません。そして運動機能の維持について考えるとき、「ロコモティブシンドローム」「サルコペニア」「フレイル」という用語を知っておかなければなりません。

　ロコモティブシンドロームとは、骨や筋肉、関節といった運動器や筋肉を動かす神経の機能が低下して、立つ、歩くといった日常生活の動作が難しくなり、要介護状態になるリスクが高まった状態のことです。日本語でいえば運動器症候群。通称は「ロコモ」です。骨粗しょう症、筋肉量の減少や筋力低下、変形性関節症や変形性脊椎症などの疾患、神経障害などが主な要因で、それらに伴う痛み、関節可動域の制限、姿勢の変化、バランス能力の低下などが深く関わっています。

　サルコペニアは筋肉量の減少とそれに伴う筋力低下のことで、ギリシャ語で筋肉を指す「sarix」と消失という意味の「penia」をあわせた造語です。つまりサルコペニアはロコモの要因の一部ということができます。年齢、筋肉量、歩行速度、握力によって診断することになっていて、欧米人用、アジア人用などいくつかの診断基準があります。

　フレイル（英語で Frailty）とは、高齢者が身体的、精神的、社会的に虚弱になった状態のことです。身体的な問題としては運動機能の低下だけでなく、低栄養状態、口腔機能や嚥下機能の低下などを、精神的問題としては認知症やうつなどを、社会的な問題としては孤立や閉じこもり、経済的困窮などを含みます。したがってフレイルは、ロコモやサルコペニアよりも広い概念です。

歩行の分析

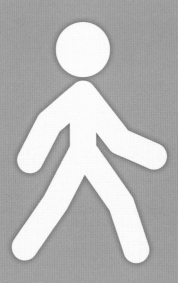

歩行の分析

● 基本動作＜歩行＞の概要

歩行運動の特徴

POINT
- 歩行運動は力学的には倒立振子のモデルで説明できる。
- 倒立振子の支点が足、棒が下肢、おもりが身体重心である。
- 歩行動作は位置エネルギーと運動エネルギーの変換で行われる。

倒立振子と歩行の関係

人間にとってもっとも基本的な移動手段である歩行のメカニズムは、倒立振子（とうりつふりこ）と呼ばれるモデルで力学的に説明することができます。倒立振子とは、支点より重心が高い振り子のことです。おもりは棒が垂直の状態でもっとも高い位置にあり、そこからわずかでも傾けば、重力によって支点を中心に棒が回転し、傾いた方向に倒れます。

このモデルは歩行時の片方の下肢の様子を示しています。着地している足が支点、下肢が棒で、身体重心がおもりです。例えば地面についている右足を支点にして右の脚が前方に回転すると、身体重心が前方に移動していきます。そして転倒してしまう前に左足が地面につくと、今度はそこを支点にして左の脚が回転し、身体重心がさらに前に進んでいくということが繰り返されます。

エネルギーの相互交換

倒立振子の運動により、歩行動作の間、身体重心は上下運動を繰り返します。歩行運動中、重心の上下運動により、位置エネルギーと運動エネルギーが交互に変換されています。重心が最も高い、つまり位置エネルギーが高いところから、下肢が回転して重心が下がると、位置エネルギーによって身体が前に進みます。重心がいちばん低い位置にくると、速度が最大となります。

この勢い、つまり運動エネルギーを使って、再び重心を上昇させているのです。

歩行運動による重心の上下運動の振幅は約2cmです。

キーワード

位置エネルギー
物体がある位置に置かれることでその物体に蓄えられるエネルギー。地上では高さが高いほど、また物体が重いほど位置エネルギーが高い。

運動エネルギー
物体が運動しているとき、その物体に蓄えられるエネルギー。物体が重いほど、運動速度が速いほど運動エネルギーが高い。

メモ

人間の歩行動作はみな同じ
健常者の歩行動作は、多少の個性はあっても、誰もが同じような歩き方をする。それも歩行動作の普遍的特性である。

＜歩行＞動作の力学的な分析

歩行、つまり歩くことは、力学的には以下の２つで分析することができる。

●倒立振子の運動

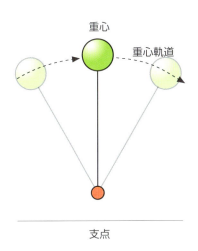

人間の歩行と倒立振子
支点が着地している足、棒が下肢、おもりが身体重心に当たる。おもりが最も高い位置から少しでも傾けばその方向に倒れる。倒れてしまう前に反対の足が着地するのが人間の歩行。

●歩行中の重心の移動

着地している足を支点に、下肢の上にある身体重心が上下動しながら前方に移動していく。重心が最も高いときの位置エネルギーは、前方に倒れると運動エネルギーに変換されて身体を前に進める。そして反対側の足が着地して重心が高くなるにつれて、運動エネルギーが位置エネルギーに変換される。

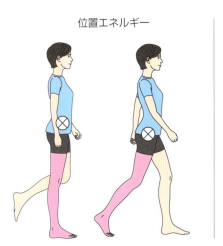

位置エネルギー

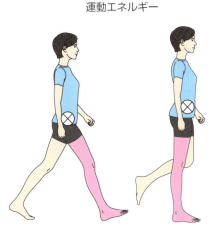

運動エネルギー

第6章 歩行の分析

歩行の分析

● 基本動作＜歩行＞の概要
歩行動作のシークエンス

POINT
- 歩行動作は片方の下肢の様子を観察し、分析する。
- 足が床についている立脚相と、床から離れている遊脚相に分ける。
- さらに立脚相は5期に、遊脚相は3期に分類する。

歩行動作は大きく2つの相に分けられる

　歩行動作は、両下肢が対称的な交互運動を行い、それが周期的に繰り返されるのが特徴です。歩行周期は片方の下肢の状態によって、足が床についている立脚相と、床から離れている遊脚相に分けられます。

　歩行全体を1周期とすると、立脚相はそのうちの60％、遊脚相は40％を占めます。また立脚相の最初と最後の10％ずつは、もう片方の下肢も立脚相にあります。この立脚相、つまり両方の足が床についている状態を両脚支持期といい、片足だけが床についている状態を単脚支持期といいます。一方の単脚支持期は、もう一方の遊脚相と一致します。歩行動作は、「10％の両脚支持期→40％の単脚支持期→10％の両脚支持期→40％の遊脚相」の繰り返しなのです。

立脚相と遊脚相の詳細

　立脚相は、体重を支え、前進のための推進力を発揮するプロセスです。その動作は観察対象となる下肢の動きと位置により、初期接地、荷重応答期、立脚中期、立脚後期、前遊脚期の5期に分けられます。そして初期接地と荷重応答期ははじめの両脚支持期と、立脚中期と後期は単脚支持期と、さらに前遊脚期はあとの両脚支持期と一致します。

　足が床から離れている遊脚相は、後方で床から離れた下肢をつまずかないように前方に振り出し、次の立脚相での荷重に備えて下肢を再配置するプロセスです。その動作は、観察対象となる下肢の動きと位置により、遊脚初期、遊脚中期、遊脚後期の3期に分けられます。

キーワード

立脚相
観察しているほうの足が床についている状態。

遊脚相
観察しているほうの足が床から離れている状態。反対側の下肢だけで体重を支えている単脚支持期。

両脚支持期
両方の足が床についていて、両下肢で体重を支えている時期。

単脚支持期
片方の足が床から離れており、その反対の下肢で体重を支えている時期。

メモ

下肢、脚、足
本書では基本的に、下肢は骨盤（下肢帯）からつま先までの全体を、脚は下肢のうち足関節までを、足は足関節から先の部分を指している。

立脚相の全体像

【歩行動作】立脚相のシークエンスは、以下の5期に分けられる。

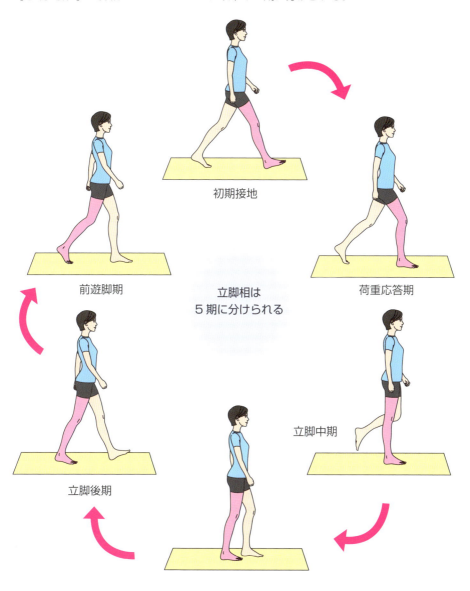

立脚相は5期に分けられる

観察している下肢（図では右下肢）が床についている状態を立脚相という。立脚相はさらに図のような5つの期に分類される。

● 基本動作＜歩行＞の概要

立脚相の詳細①

■ 初期接地とはかかとが着地した瞬間のこと。
■ 初期接地は歩行周期の始点である。
■ 初期接地のあと、反対側の足が床を離れるまでを荷重応答期という。

初期接地の詳細

立脚相のはじまりで、前方に振り出した下肢のかかとが接地する瞬間を**初期接地**といいます。初期接地は**歩行周期**の始点で、その瞬間から始まる下肢への衝撃や**荷重**に備えて下肢のしっかりとした**アライメント**を構築するためのプロセスです。

初期接地では、**足関節**の**背底屈**はほぼ0°、膝関節は0〜5°屈曲、股関節は20〜30°**屈曲位**で、かかとから着地します。このとき、反対側の下肢は後方でかかとが持ち上がり、足が床から離れる直前の**前遊脚期**にあります。このとき、前後に開いた下肢は、身体の**正中線**を挟んでほぼ対称の位置にあります。接地した足の側の骨盤がわずかに前方回旋し、それに対して上部体幹がわずかに後方回転する結果、回転が相殺されて体幹は正面を向きます。このとき骨盤は、前後・左右のどちらにも傾斜しません。

荷重応答期の詳細

初期接地から反対側の足が床を離れるまで、つまり片方の下肢で体重を支えるようになるまでを**荷重応答期**といいます。荷重応答期は、着地の衝撃を吸収し、安定して体重を支えながら身体を前方に進めるプロセスです。

前方でかかとが着地すると、かかとを支点に下肢が回転し、**身体重心**がなめらかに前方に移動していきます。このとき足関節は5°底屈、膝関節は15〜20°屈曲し、荷重の衝撃を吸収します。股関節、体幹、骨盤は、初期接地でかかとが着地したときの角度を保持します。

歩行周期
歩行動作すべての一連の動き、歩く周期。立脚期と遊脚期に大きく分かれる。

初期接地
観察しているほうのかかとが着地する瞬間。歩行周期の始点。

荷重応答期
観察しているほうの足底が着地し、反対側の足が床を離れるまで。

立脚期における両脚支持期
立脚相の初期接地から荷重応答期は、もう片方の足が床を離れていない。つまり、両脚支持期である。

歩きはじめの2相

【歩行動作】の始まりは、下図の初期接地と荷重応答期に2分される。

● 初期接地

● 荷重応答期

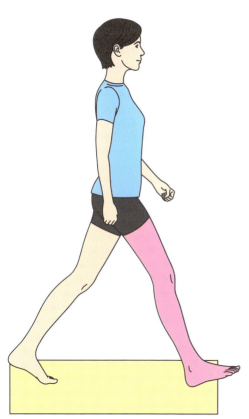
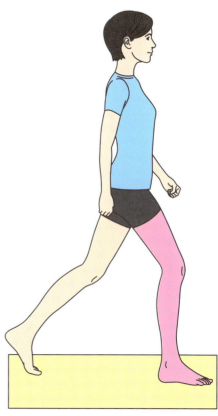

初期接地：
かかとが着地する瞬間
前方に振り出された下肢のかかとが前方で床につく瞬間を初期接地という。歩行周期の始点である。両脚支持期に当たる。

荷重応答期：
反対の足が床から離れるまで
かかとが着地してから、反対の足が床から離れるまでを荷重応答期という。両脚支持期のおわりに当たる。

歩行の分析

● 基本動作＜歩行＞の概要
立脚相の詳細②

- 立脚中期は安定した単脚支持を実現する時期。
- 立脚後期は、重心の前方への加速にブレーキをかける時期。
- 前遊脚期には、身体の荷重はほぼ反対側の下肢に移る。

安定した単脚支持を実現するシークエンス

　反対側の足が床から離れ、片方の下肢で身体を支えるようになった瞬間から、重心が前に進み、後方でかかとが床から離れるまでを立脚中期といいます。着地した足を支点に脚が回転し、身体重心が最高到達点まで上昇するため位置エネルギーが高まります。また身体重心が支持している下肢の上まで移動し、安定した単脚支持を実現するのがこのシークエンス。立脚中期には反対側の下肢は遊脚期にあり、骨盤がわずかに遊脚しているほうに傾きます。

　支持しているほうの下肢のかかとが床から離れた瞬間から、反対側の下肢の初期接地までを立脚後期といいます。支持しているほうのかかとが浮き上がり、脚の回転の支点は中足骨と趾骨の間の中足趾節間関節に移ります。股関節は、立脚後期の最後に最大伸展位（20°）になります。身体重心を、支持している下肢の接地点を越えて前方に移動させたのち、重心の前方への加速に適度にブレーキをかけるプロセスです。

前遊脚期に荷重が移動する

　反対側の下肢の初期接地から、支持している下肢のつま先が床から離れる瞬間までを前遊脚期といいます。この期間は両脚支持期ですが、観察しているほうの下肢はつま先が床に接している程度で、荷重はほとんど反対側の下肢のほうに移ります。股関節は立脚後期に20°まで伸展したところから伸展10°くらいまで屈曲し、続く遊脚相で下肢を前方に振り出すための準備に入ります。

 キーワード

立脚中期
片方の下肢で体重を支えるようになってから、後方でかかとが床から離れるまで。単脚支持期。

立脚後期
後方でかかとが床から離れてから、反対側の下肢の初期接地まで。単脚支持期のおわり。

前遊脚期
反対側の下肢の初期接地から、支持脚のつま先が床から離れるまで。両脚支持期。

 メモ

中足趾節間関節
5本の中足骨と、そのそれぞれに続く趾骨（基節骨）との間の関節。

＜歩行動作＞の要・立脚相の詳細

立脚相は歩行動作の中心となる。それは、単脚支持、つまり観察しているほうの脚のみで身体を支えて移動するシークエンスだからだ。

●立脚中期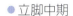

●立脚後期

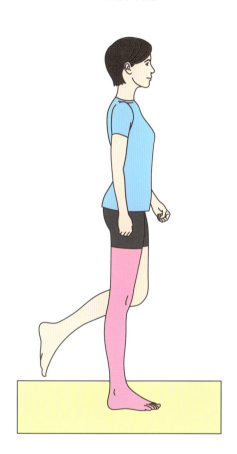

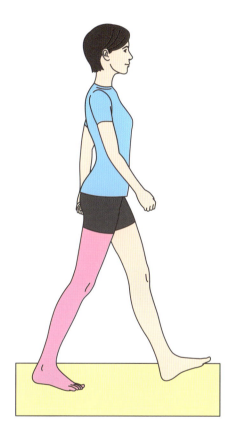

立脚中期：
後方でかかとが床から離れるまで
片方の下肢で体重を支えるようになってから、重心が前方に移動して、支持しているほうのかかとが床から離れるまで。単脚支持期。

立脚後期：
反対側の下肢の初期接地まで
支持しているほうの下肢のかかとが床から離れてから、反対側の下肢の初期接地まで。単脚支持期のおわり。

基本動作＜歩行＞の概要
遊脚相の詳細

- 遊脚初期は前に踏み出すために大腿を前方に加速させる時期。
- 遊脚中期には、つまずかないように床と足の間の距離を確保する。
- 遊脚後期は次の初期接地への準備段階。

遊脚相は3つの期に分けられる

遊脚相は、初期・中期・後期の3つの期に分けられます。
- **初期：両方の下腿が交差するまで**

　観察しているほうのつま先が床から離れた瞬間から、下肢が前に向かって振り出され始め、左右の下腿が交差する（横から見て両下腿がクロスして見える）までを遊脚初期といいます。遊脚初期は、床から離れた下肢を前に大きく踏み出すために大腿を前方に加速させるプロセスです。このとき遊脚している側の骨盤が後方に回旋しています。

　健常者の場合、下肢が振り出されていく軌道は骨盤の下を通ります。軌道が骨盤より外にはみ出して外回りするようなことはありません。

- **中期：下腿が床に対して垂直になるまで**

　両方の下腿が交差してから、遊脚しているほうの下肢がさらに前方に振り出されていき、下腿が床に対して垂直になったところまでを遊脚中期といいます。このとき骨盤はほぼ水平で、正面を向いています。中期の役割は、遊脚しているほうの下肢を前方に運ぶことと、つまずかないように足と床面との距離を十分に確保することです。

- **後期：前方でかかとが着地する直前まで**

　遊脚しているほうの下腿が床に対して垂直になったところから、下肢がさらに前方に振り出され、前方でかかとが着地する直前までを遊脚後期といいます。このとき、遊脚している側の骨盤が前方に回旋しています。遊脚後期は、大腿や下腿の前方への移動を止め、次の初期接地への準備をするプロセスです。

キーワード

遊脚初期
つま先が床から離れてから、両下腿が交差するまで。

遊脚中期
両下腿が交差してから、下腿が床に対して垂直になるまで。

遊脚後期
下腿が垂直になってから、前方でかかとが着地する直前まで。

遊脚相の詳細

P141で記した5つのシークエンスの最後、前遊脚期は、さらに初期・中期・後期の3相に分かれる。

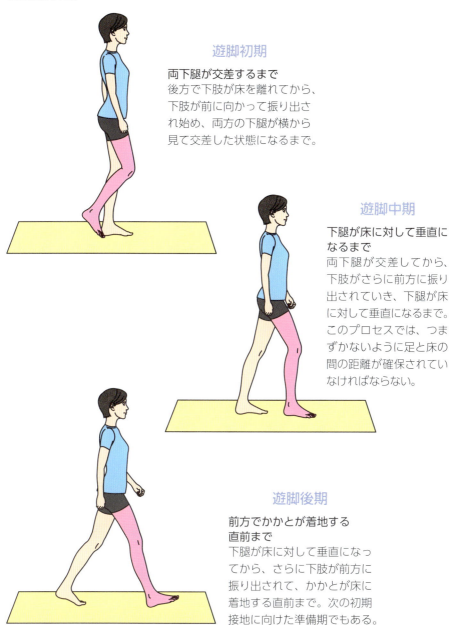

遊脚初期

両下腿が交差するまで
後方で下肢が床を離れてから、下肢が前に向かって振り出され始め、両方の下腿が横から見て交差した状態になるまで。

遊脚中期

下腿が床に対して垂直になるまで
両下腿が交差してから、下肢がさらに前方に振り出されていき、下腿が床に対して垂直になるまで。このプロセスでは、つまずかないように足と床の間の距離が確保されていなければならない。

遊脚後期

前方でかかとが着地する直前まで
下腿が床に対して垂直になってから、さらに下肢が前方に振り出されて、かかとが床に着地する直前まで。次の初期接地に向けた準備期でもある。

歩行の分析

●＜歩行＞動作を可能にするメカニズム
heel rockerの役割

- 歩行時、足の支点はロッキングチェアのように移動する。
- 着地したかかとが支点となることを heel rocker という。
- 着地の瞬間の衝撃は多くの筋の遠心性収縮によって吸収される。

ロッキングチェアの動き

　歩行動作のしくみは、足を支点として重力によって身体が前に倒れることで歩行の推進力を得る倒立振子のモデルにたとえられます（P138参照）。支点は下肢が回転する軸＝回転軸となります。人間の場合、この回転軸は3カ所あり、歩行動作の経過とともに移動していきます。

　まず前方でかかとが着地したときは、かかとを通る軸を回転軸として、下肢が前に回転し始めます。そして足底の全面が床につくと回転軸は足関節に移り、さらにかかとが床から浮くと、今度は中足指節間関節が回転軸となります。このように回転軸が移動していく様子はロッキングチェアによく似ています。このように下肢が回転していくメカニズムをロッカー機能といいます。

かかとが支点となる heel rocker

　前に振り出した下肢のかかとが着地し、かかとを回転軸に下肢が回転することを heel rocker といいます。仮に、足底全体でベタッと着地したら、重心の前方への動きはいったん止まってしまいます。しかしかかとには丸みがあるので、着地すると前方に転がり、上に乗る下肢が前に回転し、重心も止まることなく前方へと動き続けます。

　着地した瞬間、かかとには大きな衝撃が加わります。そのため着地の瞬間は、下肢や体幹の多くの筋が遠心性収縮を起こしてその衝撃を吸収します。通常の歩行での着地時の衝撃は、それらの筋の遠心性収縮によって体重の1.2倍程度にまで減らされているといわれています。

　キーワード

中足指節間関節
各足趾の中足骨と基節骨との間の関節。MP 関節ともいう。一般的なつま先立ちはこの関節を屈曲させて立っている。

ロッカー機能
歩行動作において下肢が回転するための回転軸が移動していく様子。ロッキングチェアに似ていることからロッカー機能という。

heel rocker
かかとの丸みが回転軸となって下腿が回転する歩行時のメカニズム。

　メモ

ロッカー（rocker）
ロッキングチェアの足の部分の揺り軸、揺り子のこと。

heel rocker だけは関節の動きを伴わない
かかとの丸い形状が回転軸となるので、3つの回転軸のなかで heel rocker による下肢の回転だけは、関節の動きを伴わない。

下肢の回転軸：heel rocker

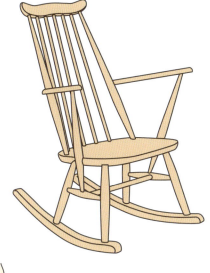

ロッキングチェアの支点
ロッキングチェアは脚が曲線を描いており、前後への揺れにともなって支点が変化していく。

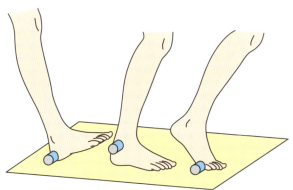

**歩行時の足の
ロッカー機能**
歩行時に下肢の回転軸はかかとからつま先のほうに移動する。その様子がロッキングチェアに似ていることからロッカー機能と呼ばれる。

column　かかとについている衝撃吸収材

　heel rocker の機能が正しく働くためにはかかとで着地する必要があり、そのかかとには着地時に大きな衝撃が加わります。そのためかかとには、踵脂肪体と呼ばれる衝撃吸収材がついています。しかし、度重なるかかとへの荷重などが原因で踵脂肪体に炎症や萎縮が起こり、強い痛みで歩行さえ困難になる場合があります。ただしかかと付近に痛みを生じる場合、足底腱膜炎や踵骨棘と呼ばれる疾患の場合もあります。

歩行の分析

●＜歩行＞動作を可能にするメカニズム
ankle rockerとforefoot rocker

- 足底全体が床についているときは足関節が回転軸となるankle rocker。
- かかとが浮いたら中足指節間関節が回転軸となるforefoot rocker。
- forefoot rockerはステップ長の調整と方向転換に重要。

足底全面が着地しているときの回転軸

　足底全体が床についている状態で下肢が前方に回転していくとき、その回転軸は足関節（ankle）にあり、これをankle rockerといいます。このプロセスで足関節は底屈位から背屈位へと変化し、身体重心は足関節の真上よりやや後方から、真上、そして前方へと移動します。後半では、身体重心が足関節の真上を通過すると、重力で身体が前に倒れて加速度がつきます。すると下腿三頭筋のヒラメ筋が遠心性収縮を起こして足関節が背屈しすぎないようにし、下肢の回転にブレーキをかけます。このヒラメ筋の働きは、つんのめることなく一定のスピードで歩くために重要です。

かかとが浮き上がった時点の回転軸

　身体重心がさらに前方に移動し、後方でかかとが床を離れると、下肢の回転軸は中足指節間関節に移ります。これをforefoot rockerといいます。forefoot rockerには次のような2つの重要な役割があります。

　回転軸が足関節から中足指節間関節に移ると、重心が描く円軌道が高くなります。これによって、反対側の遊脚相にある下肢に、床との距離や時間の点で余裕が生まれ、ステップ長を長くすることができます。

　また中足指節間関節は5本の指にあり、それぞれの関節を通るそれぞれ違った角度の回転軸をうまく使うことで方向転換ができます。例えば母趾側の回転軸を使うと、その足の反対側に進行方向を変えることができるということです。

 キーワード

ankle rocker
足関節が回転軸となって下肢が回転すること。足底全体が着地しているときのロッカー機能。

forefoot rocker
中足指節間関節が回転軸となって下肢が回転すること。かかとが浮き上がったときのロッカー機能。

ステップ長
歩幅。

メモ

中足指節間関節の回転軸
5つの中足指節間関節の回転軸は少しずつ違う。母趾の回転軸は少し内側に向いているため、その回転軸を使うとその足の反対側に方向転換できる。

3つの回転軸の推移

健常者の歩行では、かかとから着地し→足底全体が着き→つま先で蹴り出す。この3段階で回転軸が変化する。

【 歩行 】動作とロッカー機能

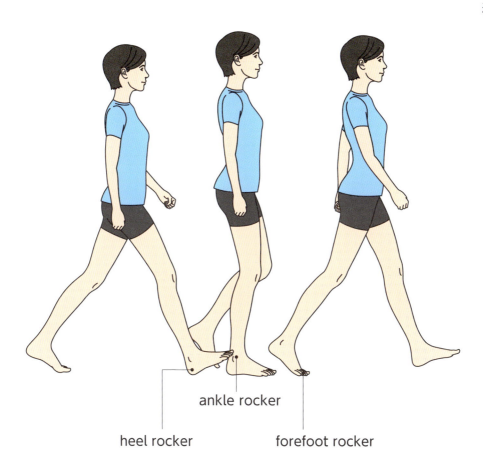

heel rocker　　ankle rocker　　forefoot rocker

● ankle rocker と役割
足底全体が着地している時は足関節が回転軸となる ankle rocker の機能が働く。重心が上昇し、前方に移動していくと、足関節の底屈筋が行き過ぎないようにブレーキをかける。

● forefoot rocker と役割
かかとが床を離れると中足指節間関節を回転軸とした forefoot rocker の機能が働く。足関節を回転軸にするよりも、重心の円軌道が高くなる。

歩行の分析

● <歩行>動作を可能にするメカニズム

下肢の各関節の働き

- 荷重と衝撃に備えるには骨盤の仙腸関節が安定する必要がある。
- 足関節は距骨の形状から底背屈0°の位置でもっとも安定する。
- 膝関節は完全に伸展していると靭帯が緊張して安定する。

下肢をしっかりと支える骨盤

　遊脚相のおわりに、下肢は、次のかかとの着地とその衝撃に備えなければなりません。第1のポイントは、脚と足をしっかりと支える骨盤の準備です。

　骨盤を構成する仙骨と寛骨（腸骨、坐骨、恥骨）は仙腸関節でつながっています。関節といっても平面関節で動きはわずかですが、この関節の安定化は重要です。下肢が前方に振り出されると、その下肢の側の寛骨が後傾します。すると仙腸関節にテンションがかかり、関節の中で骨どうしをつないでいる骨間靭帯と、仙骨と坐骨をつなぐ仙結節靭帯にもテンションがかかります。またハムストリングスの収縮と、腓骨が下がって大腿二頭筋が引っ張られることで、それらとつながっている仙結節靭帯にさらにテンションがかかり、仙腸関節ががっちりと安定します。

足関節と膝関節の準備

　第2のポイントは足関節の安定化です。かかとが着地する瞬間、足関節は底背屈0°になっている必要があります。足関節は足根骨の距骨の上に脛骨と腓骨が乗った構造をしています。距骨の関節面は、前方が広く後方が狭い形をしているので、足関節を底屈させると後方の狭い部分に脛骨と腓骨が乗ることになり、関節にゆるみが出ます。底背屈を0°にすることで、前方の広い部分に脛骨と腓骨が乗ることになり、関節にゆるみが生じず安定するのです。

　第3に膝関節が伸展し、関節を支える靭帯が緊張して、関節がしっかりと固定されることも重要です。

 キーワード

仙腸関節
仙骨と骨盤の腸骨がつながる関節。平面関節で動きはわずかである。関節内で仙骨と腸骨は、骨間靭帯でつながっている。

仙結節靭帯
坐骨結節と、腸骨、仙骨、尾骨をつなぐようにつく靭帯。坐骨結節につく大腿二頭筋は、仙結節靭帯ともつながっている。

平面関節
関節を構成する骨どうしが平面でくっつくように接している関節。ほとんど動かないか、ほんの少しずれる程度に動く。

 メモ

足関節の安定化に働く下腿の筋肉
下腿の後面から足底につく長腓骨筋と後脛骨筋は、足部のアーチを支え、足部を下腿のほうに引いて足関節を安定させる働きをもつ。

＜歩行＞動作における下肢の関節の働き

P141で解説した5つのシークエンスの「荷重応答期」は、下肢関節の担う働きが大きく影響する。

● 荷重に備える下肢関節の配列

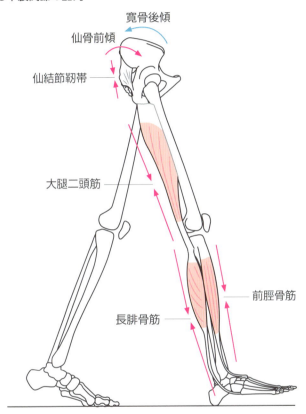

下肢の各関節が荷重と衝撃に備える
寛骨が後傾し、仙骨との間にねじれが生じ、骨間靭帯にテンションがかかる。大腿二頭筋が仙結節靭帯を引き、仙腸関節を安定化させる。足部は下腿の筋によって角度が保持される。

---

column　足関節が底背屈0°で安定するわけ

足関節で下腿の脛骨と腓骨を乗せる距骨の関節面は、前が広く後ろが狭い。底屈位だと関節面の狭いところに下腿の骨が乗るので関節にゆるみが生じる。底背屈0°では関節面の広い部分に下腿の骨が乗るため安定する。

歩行の分析

● <歩行>動作を可能にするメカニズム

下肢の各筋の働き

- 着地の衝撃は足関節、膝関節、股関節で吸収する。
- 衝撃を受け止めるには下肢の関節が安定している必要がある。
- 特に軽く屈曲して不安定になる膝関節の安定化は重要である。

各関節で衝撃を柔軟に吸収

振り出した下肢が前方で着地する瞬間、下肢に加わる大きな衝撃は、下肢の各関節で吸収されます。

足関節は、底背屈0°で着地したのち5°程度底屈します。このとき前脛骨筋が遠心性収縮をし、足関節が底屈しすぎて足底全体が床についてしまうのを抑えるとともに、関節への衝撃を吸収します。

かかとが着地する直前に伸展している膝関節は、着地とともに15°程度屈曲して衝撃を吸収します。前脛骨筋が下腿を前方に引いて膝を屈曲させる一方で、大腿四頭筋は遠心性収縮によって膝関節が屈曲しすぎないようにします。

かかとが着地したとき、骨盤は遊脚している下肢のほうに5°ほど傾斜しますが、これが傾斜しすぎないように、骨盤から大腿骨につく中殿筋などの筋が遠心性収縮をします。これによって股関節への衝撃が吸収されます。

膝関節の安定も重要

かかとが着地して膝が曲がり始めたとき下肢の各関節は安定していなければなりません。特に膝関節は、伸展位からやや屈曲して不安定になります。

この膝関節の安定化には大殿筋が深く関わります。大殿筋は大腿を伸展するので、その力で下腿と足を床に向かって押しつけることになります。また大殿筋は大腿を外旋させ、一方で下腿の脛骨は構造上の特徴から内旋するため、関節の中にある前・後十字靭帯が交差して締めつけられるようになることで、膝関節が安定します。

メモ

大腿と下腿の回旋
足が着地したとき大殿筋が働くと大腿が外旋する。足は床に固定されているので、下腿は内旋することになる。

足関節が底屈しすぎてはいけない理由
足関節が底屈して足底全体がペタッと床についてしまうと、落下のエネルギーにブレーキがかかり、heel rockerの機能が使えず、落下のエネルギーを前進の推進力に使えなくなる。

下肢における衝撃吸収のメカニズム

歩行の衝撃は、下肢のそれぞれの関節で吸収される。膝関節と股関節での衝撃吸収は以下のとおり。

●膝関節

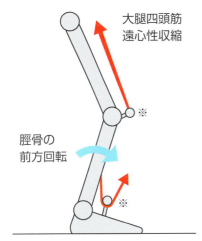

※筋力の伝わり方を模式的に表したもの。

膝関節による衝撃の吸収
前脛骨筋が下腿を前に回転させて膝関節を軽度に屈曲させるとともに、大腿四頭筋が膝関節が屈曲しないように安定させることで衝撃を吸収する。

●股関節での衝撃の吸収

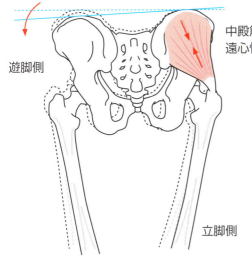

骨盤の傾斜と衝撃の吸収
足が着地すると骨盤が遊脚側にわずかに傾斜する。このとき着地したほうの中殿筋が遠心性収縮をし、衝撃を吸収する。

歩行の分析

● <歩行>動作を可能にするメカニズム
重心の上昇

- 歩行の推進力を得るため下がった重心を高く押し上げる必要がある。
- 重心を押し上げるのは膝関節の伸展運動である。
- 膝関節の伸展には、股関節と足関節の協調した動きが必要である。

膝関節の伸展と股関節、足関節の協調

　歩行の基本的な推進力は重力です。まっすぐに立った姿勢のとき、身体重心はもっとも高い位置にあります。

　そこから足を支点にして前に倒れていくと、身体重心が下がっていきます。歩行動作を続けるためには、下がった重心を再び高い位置まで持ち上げなければなりません。

　そしてその役割を果たすのは膝関節の伸展で、さらに股関節と足関節も協調して動く必要があります。

身体重心を高い位置に押し上げる

　かかとが着地し（初期接地）、下肢が着地の衝撃を吸収する荷重応答期から立脚中期にかけて、足関節では、下腿三頭筋のヒラメ筋が遠心性収縮をすることで脛骨が前に倒れていってしまう動きにブレーキをかけています。

　また股関節では、大殿筋と大内転筋が大腿を伸展させます。このとき、下腿も大腿も前方に回転していますが、下腿の回転スピードより大腿の回転スピードのほうが速いので、結果的に膝関節が伸びた姿勢になり、身体重心がもっとも高い位置に押し上げられます。

キーワード

大内転筋
大腿の内側にあり、坐骨結節から大腿骨につく広い筋。大腿の内転をおこなうほか、伸展にも関わる。

column　荷重応答期の大腿四頭筋の働き

　荷重応答期に身体重心を押し上げるとき、膝関節は伸展します。膝関節の主な伸筋は大腿四頭筋ですが、荷重応答期に大腿四頭筋は膝関節を伸展する働きより、膝関節が荷重に負けて屈曲（膝崩れ→P134）してしまわないように制御する働きをしています。膝関節の伸展は、下腿三頭筋のヒラメ筋が下腿の前方回転を止め、大殿筋などが大腿を伸展させることにより、結果的に起こる動作です。

歩行動作における重心移動

P138で説明したように、歩行は位置エネルギーから運動エネルギーへの変換の連続だ。一度下がった重心を再び高く持ち上げる必要がある。

● **重心を再び持ち上げる**

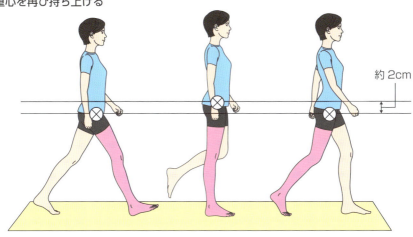

歩行の推進力は重力で、歩き続けるには一度下がった重心を高い位置まで持ち上げる動作を繰り返す必要があります。

● **股関節と足関節の協調運動**

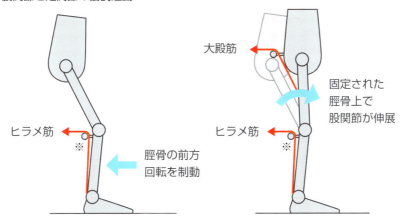

足関節では、ヒラメ筋の遠心性収縮が下腿の前方への傾斜にブレーキをかける。一方、大殿筋と大内転筋が股関節を伸展させ、大腿が前方にすばやく回転する。前方への回転速度は下腿より大腿のほうが速くなり、下肢が伸展して身体重心が押し上げられる。

※筋力の伝わり方を模式的に表したもの。

歩行の分析

●＜歩行＞動作を可能にするメカニズム
下肢が前方に振り出される

- 遊脚相の大腿と下腿は二重振子の原理で動く。
- 遊脚相の下肢の前方への振り出しは受動的で、力はあまり必要ない。
- 立脚後期の腸腰筋と下腿三頭筋の緊張が解放されると遊脚が起こる。

力はあまり必要ない

　遊脚期の大腿と下腿は、振り子の先にもう一つ振り子がついている二重振子の原理で動いています。股関節を支点に大腿骨がつながっている第１の振り子に、下腿から下の部分で構成される第２の振り子がついているイメージです。

　足が床を離れて遊脚相に入ると、股関節を屈曲する筋群が働いて大腿が前方に振り出されます。このとき大腿につながる下腿はまず慣性によって後ろに取り残され、その結果膝関節が屈曲します。

　さらに大腿が前方に振り出されて遊脚後期に入り、大腿の前方への振り出しにブレーキがかかると、下腿は慣性によって前方に振り出されていきます。このように遊脚相の下肢の振り出しは受動的に行われるため、動作の特別な制御や大きな力は必要ありません。

遊脚への準備

　後方で下肢が床を離れるとき股関節は伸展しています。このとき股関節では、屈筋の腸腰筋が引き伸ばされたバネのような状態で遠心性収縮をしています。そして反対側の足が着地して重心がそちらに移ると、立脚していたほうの腸腰筋が荷重から解放され、バネが一気に縮むように収縮して、遊脚した下肢を前方に振り出します。

　また足関節では、立脚後期にかかとを上げるために下腿三頭筋が強く収縮していますが、反対側の足が着地して荷重がそちら側に移ると、荷重から解放され、一気に足関節の底屈と膝関節の屈曲が起こり、下肢が床を離れます。

 メモ

二重振子
振り子の先にもう１つ振り子がついた構造の振り子。遊脚期の下肢は二重振子の原理で動く。

遊脚相の力学的な分析

●遊脚相の下肢の動きの原理

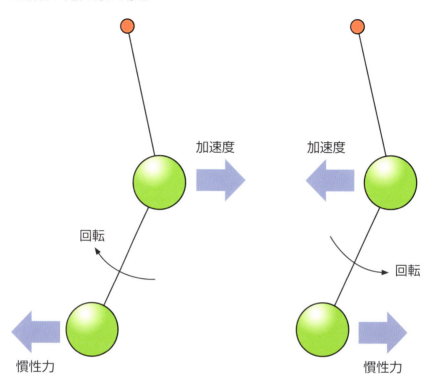

二重振子の原理

遊脚相の下肢は、振り子の先にもう1つ振り子がついた二重振子の原理で動く。まず大腿と膝関節が前進すると下腿は慣性で取り残され、膝関節が曲がる。続いて大腿の前進にブレーキがかかると、慣性で下腿が前方に振り出される。

> **column** 遊脚のためのエネルギーはその直前に貯められる
>
> 例えば股関節は、遊脚の直前には伸展位にあり、このとき腸腰筋が遠心性収縮をしている。この腸腰筋の状態はバネが引き伸ばされている状態と同じで、引っ張っている力が解除されれば一気に縮む。つまり引き伸ばされている状態のとき、次の収縮のためのエネルギーが貯められているのである。このメカニズムは下腿の下腿三頭筋でも働いている。腸腰筋や下腿三頭筋にエネルギーが貯められた状態で、身体の荷重が反対側の下肢に移ると、荷重から解放された腸腰筋や下腿三頭筋が強く収縮し、股関節と膝関節の屈曲と足関節の底屈が起こり、遊脚するのである。

歩行の分析

●〈歩行〉動作を可能にするメカニズム
骨盤の水平移動

POINT
- 歩行中、骨盤は常にほぼ水平に保たれている。
- 骨盤を水平に保つのは立脚側の股関節の外転筋である。
- 大腿の内側につく大内転筋が単脚支持期に重心を膝関節の上に保つ。

単脚支持期でも骨盤はほぼ水平

　歩行中、骨盤はほぼ水平位を保っています。両足が床についている両脚支持期はもとより、片方の下肢で体重を支えている単脚支持期にも骨盤がほぼ水平に保たれるのは、股関節を外転する筋群が働いて、骨盤が遊脚している下肢の重さで傾かないようにしているからです。股関節の外転筋は、骨盤の上外側に張り出す腸骨などから大腿や下腿の外側につき、下肢を外に開く働きをする筋ですが、下肢が動かないように固定すると、骨盤の腸骨などの部分を下肢のほうに引っ張ることになります。

　骨盤を水平に保つ筋は、股関節の角度によって変化します。まず初期接地から荷重応答期で股関節が屈曲しているときは大殿筋の上部が働きます。また股関節が屈曲0°にあり、ほぼまっすぐに立っている状態になったときは中殿筋が働き、そして立脚後期に股関節が伸展位になると、小殿筋や大腿筋膜張筋が骨盤を支えます。

重心は膝関節の上に

　上記のように、片方の下肢で体重を支えているときは、股関節を外転する筋が働いて骨盤が遊脚側に傾かないようにしていますが、その状態のとき、大腿の内側にある大内転筋も重要な働きをしています。大内転筋は坐骨結節から大腿骨についていて、大腿を内転させ、膝をぐっと内側にしめていわゆるガニ股にならないようにします。この働きによって、身体重心が立脚しているほうの膝関節の上に保たれます。

 メモ

大腿筋膜張筋
腸骨から腸脛靭帯（メモ参照）につく筋で、大腿の外転や屈曲、内旋を行う働きがある。

腸脛靭帯
腸骨と脛骨をつなぎ、大腿の外側を縦に走る強靭な線維性の組織。大腿部にある筋をまとめて包む大腿筋膜の一部が厚くなったもの。

歩行時における身体前額面の安定性

歩行時、身体の前額面、つまり身体の腹側の安定性を保つためには骨盤を支持する筋が重要な役割を果たす。

【 骨盤を水平に保つ筋 】

● 殿筋群

歩行中、骨盤はほぼ水平に保たれる。初期接地から荷重応答期には大殿筋が、立脚肢が直立する頃は中殿筋が、立脚後期は小殿筋や大腿筋膜張筋が骨盤を大腿骨のほうに引き、水平位を保つ。

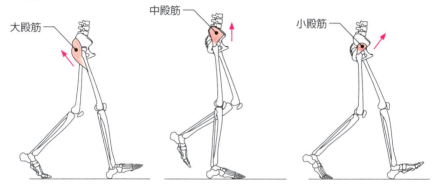

【 重心を膝関節の上に保つ筋 】

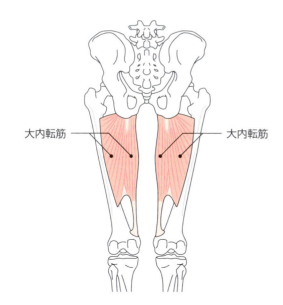

● 大内転筋

坐骨結節から大腿骨につく大内転筋が大腿を内転し、膝をぐっとしめてガニ股にならないようにし、単脚支持期に身体の重心が膝関節の上から左右に外れないようにする。

歩行の分析

● 目視による動作分析＜歩行＞

全体的な特徴の観察

- 歩行は10mほどの直線を歩いてもらって評価する。
- 動作の左右差、リズム、重心の動きなどの全体像をチェックする。
- カーブ、段差や凸凹があるところでの歩行を観察する場合もある。

歩行全体の観察ポイント

　一般に、介助なしで40〜50mを一人で歩くことができれば、歩行は自立していると判定されます。健常者の歩行速度の平均は、男性は80m／min、女性は75m／min程度です。年齢や性別によって歩行速度は違いますが、おおよそ36〜124m／minの範囲に入ります。

　歩き方（歩容）は、10m程度の直線を歩いてもらい、正常な歩行か、そうでない場合はどのように逸脱しているかを観察して評価します。全体像としては、安定した歩行か、上肢と下肢は対称的に交互に動いているか、歩幅は適切で左右差はないか、歩くリズムは一定か、速度は遅過ぎないかといった点が観察ポイントです。また重心の左右・上下の動きはなめらかか、その振幅は適切か、歩行中、体幹は垂直に保たれているかも観察します。

生活の中での歩行を評価するために

　歩行中に頭や目線を自由に動かせるか、足もとばかりを見ながら歩いていないか、会話をしながら歩けるかなど、特別に集中しなくても自然に歩けるかは重要です。

　直線の歩行だけでなく、カーブを曲がる、方向転換をするといった動作がスムーズか、野外の平らでないところや段差も問題なく歩けるか、人ごみの中で歩けるか、信号が変わる前に横断できるかなども有用な情報になります。

　また歩行に人の介助や杖などの補助具を必要とする場合、何がどのような状況で必要なのか、またそれらがないとどのような歩行になるかを記録しておくことも大切です。

キーワード

歩容
歩様ともいう。人間を含む動物の歩行パターンのこと。歩き方。

メモ

screw home movement
膝関節を屈曲位から伸展させていくと、下腿が10〜15°外旋する動きのこと。膝関節が完全に伸展するためには、screw home movement が必要である。これは、大腿骨下端の内側顆と外側顆の大きさや形の違い、大腿骨が乗る脛骨の関節面の形、さらに前十字靱帯や内側側副靱帯の緊張などによって生じる受動的な動きである。

歩容認証
人間の場合、歩容はみな同じように見えるが、性別や体格などによる違いや個人的なくせなどがあり、個性が出る。そのため歩容を個人認証に利用する歩容認証の技術が研究されている。

歩行動作全期の観察ポイント

P140で詳述した5相の、観察ポイントを表にした。観察ポイントは以下が詳細となる。

相	観察ポイント
初期接地	● かかと接地の際に、荷重に備えた下肢のアライメントを配列できるか？
荷重応答期	● 荷重応答期に衝撃を吸収できるようになっているか？
荷重応答期から立脚中期	● 全足底接地から立脚中期において膝関節が伸展しているか？ ● 膝関節の内反アライメントが中立位に戻っているか？ ● 膝関節においてscrew home movement（P162メモ参照）が生じているか？
立脚後期	● 足関節の背屈と股関節の伸展がきちんとコントロールされているか？ ● かかと離地がしかるべく行なえているか？ ● MP関節（→P148メモ参照）でforefoot rocker（→P150参照）が成立しているか？ ● かかと離地の際に反対側へ重心を押し出せているか？　股関節の外転筋はそのとき使えているか？
遊脚期	● 股関節で遊脚に必要な大腿部の加速を生み出せているか？ ● 遊脚後期に膝関節を伸展させ接地の準備を整えられているか？

歩行の分析

● 目視による動作分析＜歩行＞

初期接地におけるかかと接地

POINT
- 初期接地はかかとで着地しないと heel rocker が使えない。
- かろうじてかかとで着地するか、足裏全体やつま先で着地するか。
- 足関節の背屈筋の筋力低下や足関節の可動域制限が要因。

かかと以外での着地とは

　初期接地は、前方に振り出した下肢のかかとが床につく瞬間です。heel rocker（→P148参照）が機能して前進するためには、かかとで着地する必要があります。

　初期接地に異常があるケースには、かかとで着地するものの足関節がやや底屈している場合（ローヒール）や、足底全体でベタッと着地する場合（フットフラットコンタクト）、足のつま先に近いほうで着地する状態（フォアフットコンタクト）などがあります。

足関節の可動域制限の有無

　かかとから着地してもすぐにパタッと足底が床についてしまう場合や、足底全体で着地する場合は、足関節の背屈筋が弱く、足関節の角度を維持できないのが原因と考えられます。足関節の背屈筋は下腿を前方に引く作用もあるため、この筋力が弱いと下腿が前方に進まず、膝関節が伸びてしまい、うまく前進できません。

　初期接地の瞬間に足関節が底屈した状態にあり、つま先に近いほうで着地する場合、つづく動作は3つのパターンに分かれます。足関節の可動域に制限がない場合は、初期接地のあと荷重されるとすぐにかかとが落ち、足底全体が床につきます。このとき下腿はほぼ直立しています。一方、足関節の可動域に制限があって背屈できない場合は、着地後にかかとが着地しないままで進むことになるか、またはかかとが床に押しつけられると同時に膝関節が急激に伸びきってしまうことになります。

メモ

フットフラットコンタクト
フットは足、フラットは平ら、コンタクトは着地の意味。足底全体が平らな状態でベタッと着地する様子。

フォアフットコンタクト
フォアフットは足の前の方、コンタクトは着地の意味。つま先に近い方で着地する様子。

かかとから上手に着地できないパターン

以下の4つのパターンが考えられる。

【 足関節を十分に背屈できない 】
● かかとは着けるが足関節が背屈できない

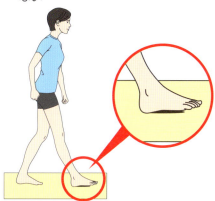

足関節を底背屈0°に背屈できないが、かろうじてかかとで着地するもの。heel rockerの機能が十分に使えない。

【 かかとがすぐに床に落ちる 】
● つま先から着地してすぐかかとが落ちる

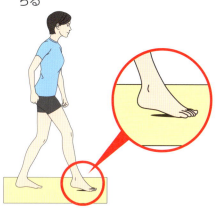

足関節を十分に背屈できないが、可動域には制限がない場合、つま先から着地し、すぐかかとが落ちるように着地する。

【 かかとが浮いたままの立脚 】
● つま先から着地してしまう

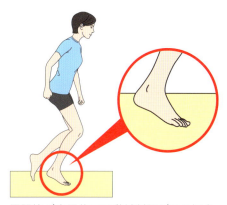

足関節が底屈位で可動域制限がある場合、つま先で着地し、そのままかかとが浮いた状態で立脚することになる。

【 膝関節が急激に伸展する 】
● つま先から着地するが膝関節が急に過伸展する

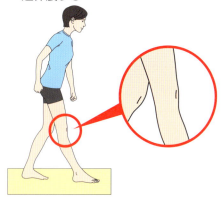

足関節が底屈位で可動域制限がある場合、つま先で着地したあと、急激に膝関節が過伸展してかかとが床につく。

歩行の分析

● 目視による動作分析＜歩行＞
膝関節の過伸展

POINT
- 荷重応答期に膝関節が過伸展すると heel rocker の機能が使えない。
- 大腿四頭筋や下腿三頭筋の問題、痛みなどが要因の可能性がある。
- 股関節を安定して伸展できないと、結果的に膝関節が伸展する。

膝関節がうまく屈曲しない

　荷重応答期に、膝関節はわずかに屈曲しているのが正常ですが、膝関節が過伸展したり、荷重と同時に急に伸展したりする場合があります。膝関節が過伸展してしまう場合では、下腿が前方に進むことや、かかとでの heel rocker（→ P148 参照）の機能が妨げられ、スムーズに前進することができなくなります。膝関節が過伸展する場合では、関節包の後ろの部分を損傷する危険性も高まります。

　荷重応答期に膝関節が伸びてしまう要因には、大腿四頭筋の筋力低下または過緊張、下腿三頭筋の過緊張、足関節の背屈の制限などがあります。また膝関節に痛みや感覚障害があり、回避するために膝関節を伸ばすケースがあります。足が着地した直後に急に膝関節が伸びる場合は、荷重による反射の可能性もあります。

膝や股関節に要因があることも

　大腿四頭筋の筋力低下などで膝関節を安定させておくことができない場合、荷重したときに膝関節が曲がってしまわないようにする必要が生じます。このようなケースでは、体幹を大きく前傾させたり、骨盤を後方に回旋させたりするような動作が見られます。

　股関節の伸展に制限がある場合や腸腰筋の遠心性収縮の力が弱い場合、荷重応答期のあと股関節を伸展させて下肢を後方に送り出すことができないため、体幹を前傾して股関節を屈曲させることで体重を前に移動させようとします。その結果、膝関節が伸展してしまいます。

キーワード

反射
何かの刺激を受けたとき、その刺激による反応であると意識されることなく起こるもの。筋が関与する反射には、大腿四頭筋の膝蓋腱を叩くと膝関節が伸展する膝蓋腱反射などが代表的。

荷重応答期に見られる膝関節不具合の原因

【 大腿四頭筋の筋力低下 】

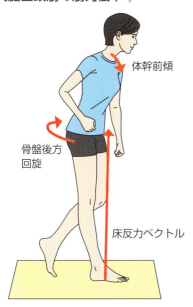

● 大腿四頭筋の筋力低下で
　膝関節が過伸展する場合

大腿四頭筋の筋力が低下すると、遠心性収縮により膝関節を軽度屈曲位に保っておけないため、膝関節を過伸展させ、構造的に伸展位に保とうとする。体幹を前傾し、骨盤を回旋して、床反力ベクトル（※）が膝関節の前を通るようにすると、膝関節は伸展位に保たれる。

※床反力ベクトル：床に足をついているときその力と反対に床からの反力（床反力）がはたらく。そのベクトル。

【 股関節伸展制限 】

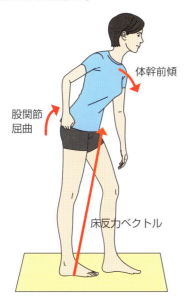

● 股関節に伸展制限があり、
　膝関節が過伸展する場合

股関節が伸展できない場合、下肢を後方に送って進むことができないので、体幹を前傾させて体重を前に進めようとする。その結果、床反力ベクトルが膝関節の前を通ることになり、膝関節が伸展する。

歩行の分析

●目視による動作分析＜歩行＞
膝が崩れる

POINT
- 大腿四頭筋の筋力低下等で膝関節をしっかり伸展させておけない。
- 足関節の底屈筋の筋力低下で、下腿の前傾を止められないのも原因。
- 膝崩れを防ぐため体幹を前傾したり、下肢を外旋させたりして歩く。

膝が崩れる原因とは

　膝を伸展する働きがある大腿四頭筋に、筋力低下やまひなどの機能障害がある場合、荷重応答期に下肢に体重がかかると、膝がその負荷に耐えられず急にカクッと曲がる「膝崩れ」を起こしてしまいます。また、足関節を底屈する筋の筋力が著しく低下している場合は、荷重応答期のあと、下腿が前に傾斜していく過程で、傾斜しすぎないようにブレーキをかけることができないため、足関節が背屈するのと同時に膝崩れが起こってしまいます。

膝崩れが起こる人の歩きかた

　膝崩れが起きてしまう人は、それを防ぐため、正常とは違う歩きかたをします。
　たとえば体幹を前傾して腰を引くような姿勢をして、身体の重心線を膝関節より前に出し、膝関節が屈曲する方向への力が働かないようにする場合があります。あるいは手で膝の上あたりを押さえて膝関節が曲がらないように支える人もいます。また下肢を外旋させ、膝関節を過伸展の状態にして膝崩れを防ぐケースもあります。

メモ

膝関節は伸展位で安定する
立位や歩行時、膝関節はその構造上、伸展位で安定する。伸展位では、大腿骨が脛骨にほぼまっすぐに乗るうえ、関節を支える靭帯が緊張するためである。逆に完全に伸展しない場合、膝関節を支えるには大腿四頭筋などの膝関節の伸筋の力が必要になる。

---

column　膝崩れの原因となる外傷や疾患

　本文では、膝崩れの原因は膝関節の伸筋である大腿四頭筋の筋力低下等だと解説しましたが、そのようなケースに陥る多くは高齢者です。若い人やアスリートでも膝崩れを起こすことがありますが、その場合、常に膝が崩れるのではなく、歩行や走行中に突然膝がガクッと崩れ、その後は問題なく歩行できることも少なくありません。この場合の原因は、膝の半月板や靭帯の損傷、腰椎椎間板ヘルニアなどが考えられます。

膝崩れとは

歩行中、膝が急激に屈曲すること。身体が支えきれず、重心が重力に従い、ガクッと落ちる。

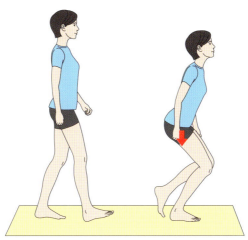

膝崩れの代償行為

膝崩れが起きてしまうことにより、使えなくなった膝関節の代わりに行われる代償運動は、以下の3つがよく観察される。

● 体幹を前傾する

● 手で膝関節の上を押さえる

● 下腿を外旋させる

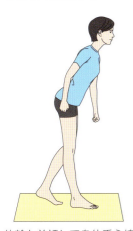

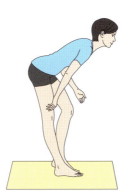

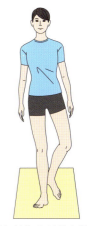

体幹を前傾して身体重心線を膝関節より前に移動させ、膝崩れを防ぐ。

手で膝関節を押さえて曲がらないようにする。

下腿を外旋させると膝関節が安定する。

歩行の分析

● 目視による動作分析＜歩行＞
立脚初期に膝関節が曲がってしまう①

POINT
- 初期接地と同時に膝が内側か外側に曲がってしまう場合がある。
- 内側thrustでは膝関節は外反、外側thrustでは膝関節は内反している。
- 初期接地で膝関節がしっかり伸展していないのが主な原因。

足が着地した瞬間の膝関節の様子

　立脚初期に膝関節が正面から見てまっすぐに維持できず、内側か外側に曲がってしまう場合があります。膝が内側に入ってしまうものを内側thrust、外に曲がってしまうものを外側thrustといいます。thrustは突き出すという意味です。内側thrustでは膝関節は外反し、反対に外側thrustでは膝関節は内反しています。

初期接地直後に膝が動揺する

　かかとが前方で着地する初期接地の直後に膝関節が外側か内側に曲がってしまうのは、初期接地のときに膝関節が十分に伸展していないのが原因と考えられます。

　初期接地のとき膝関節は完全に伸展しているのが正常です。膝関節が伸展すると、関節につくすべての靱帯がピンと張り、関節がしっかりと支えられます。しかし膝関節が屈曲するとそれらの靱帯がたるみ、関節の支えも弱くなります。その結果、足が着地した瞬間、膝が動揺してしまうのです。荷重応答期の膝関節の動揺は、次項で解説しています。

キーワード

内側thrust
歩行動作で荷重された時に膝関節が内側へ入ってしまうもの。このとき膝関節（下腿）は外反している。

外側thrust
歩行動作で荷重された時に膝関節が外側へ曲がるもの。このとき膝関節（下腿）は内反している。

 メモ

内反・外反
身体の中心線に対して四肢の部分が内側に反っているものを内反、外側に反っているのを外反という。

外反母趾は外反の一種
母趾が身体の中心線より外側に曲がって、外反している状態。

---

column 　外側thrustのほうが多い

　内側thrustはX脚の人に、外側thrustはO脚の人に起こります。日本人の場合、膝関節と膝関節に関わる靱帯や筋肉などの特徴からO脚になりやすいといわれており、臨床的には外側thrustのほうが多く見られます。大人になってからのX脚やO脚の原因の多くは変形性膝関節症です。O脚の人は内側の関節軟骨がすり減っていて、外側の靱帯に負担がかかっています。この状態で外側thrustが起こるような歩行を続けると、軟骨や靱帯への負担に拍車がかかり、悪循環を招くことになります。

膝関節の動揺

初期接地のとき膝関節は完全に伸展しているのが正常であるが、屈曲してしまうと足が着地した瞬間、膝が動揺する。内側と外側の2種類がある。

【 内側 thrust 】
- 立脚初期に膝関節が内側に入ってしまう

【 外側 thrust 】
- 立脚初期に膝関節が外側に曲がってしまう

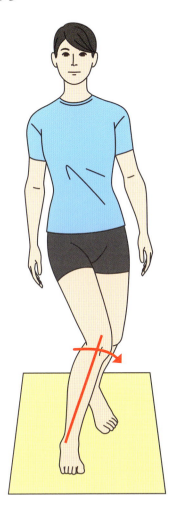

初期接地の段階で膝関節がしっかり伸展していないため、荷重と同時に膝が内側に入ってしまう例。

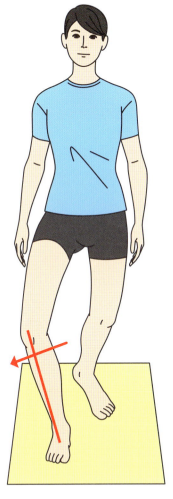

初期接地の段階で膝関節がしっかり伸展していないため、荷重と同時に膝が外側に曲がってしまう例。

歩行の分析

● 目視による動作分析＜歩行＞

立脚初期に膝関節が曲がってしまう②

- 荷重応答期に大腿や足部が内またになると内側 thrust が起こる。
- 立脚中期に膝を内側にしめることができないと外側 thrust が起こる。
- 骨盤の前傾や後傾、左右の傾斜は内側または外側の thrust の原因。

膝が内側に入ってしまう場合

　大殿筋の筋力が低下し、股関節を支えることができないと、荷重応答期に股関節が屈曲、内転、内旋し、結果的に膝が内側に入る内側thrust を起こします。

　足部のアーチの低下やヒラメ筋の筋力低下などがあり、足部が荷重に負けて回内してしまう場合、その動きと連鎖（運動連鎖）して膝の内側 thrust が起こります。また下肢に荷重がかかったときに骨盤が前方に回転したり、過剰に前傾したりするような場合にも、それと連鎖して膝関節に外反と外旋が生じ、内側 thrust が起こります。

膝が外側に倒れる場合

　外側 thrust は、変形性膝関節症の人によく見られます。荷重応答期から立脚中期にかけては、大殿筋と大内転筋、前脛骨筋などが作用して、股関節を内転させ、足関節を内反させます。それらの力によって膝はわずかに内側に入った正しい肢位となり、下肢はしっかりと体重を支えることができます。しかし変形性膝関節症の場合、これらの作用を発揮するのが困難で、膝を内側にしめることができず、膝が外に倒れる外側 thrust が生じます。

　大殿筋や中殿筋の筋力が弱く、単脚支持期に骨盤の遊脚している側が下がると、支持側の膝関節に内反する方向の力がかかり外側 thrust が引き起こされます。

　また骨盤が後傾すると、その動きに連鎖して大腿が外旋します。するとそれが膝関節の内反を引き起こし、結果的に外側 thrust が生じることになります。

 キーワード

回内
前腕を手の甲が上に向くように回転させること。

変形性膝関節症
加齢などが原因で、膝関節を構成する骨表面の関節軟骨がすり減り、関節のかみ合わせが悪くなる。痛み、関節の変形、関節内に水が溜まるなどの症状が出る。

 メモ

中殿筋
大殿筋の下層にあり、腸骨の外側から大腿骨の大転子につく筋。大腿を外転する作用がある。片足で立脚しているとき、立脚しているほうの中殿筋は、腸骨を下方向に引き、骨盤が遊脚側に傾かないようにする。

運動連鎖
ある運動が隣接する関節の運動に影響を及ぼすこと。連鎖してある運動が引き起こされる。

外側thrustの典型パターン

膝関節を内側にしめることで荷重に耐える荷重応答期から立脚中期に下肢に体重がかかると、大殿筋や大内転筋が大腿を内転し、前・後脛骨筋が足関節を内反する。すると膝関節が内側にしまり、膝が伸展位に保たれる。この働きが弱いと外側thrustが起こる。

骨盤が後傾すると外側thrustが起こる。骨盤が後傾すると、それに連鎖して大腿が外旋する。すると下腿が内反して、結果的に膝関節に外側thrustが起こる。

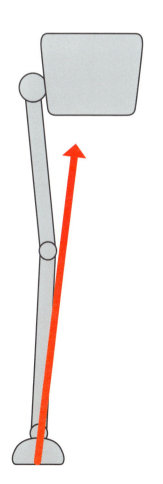
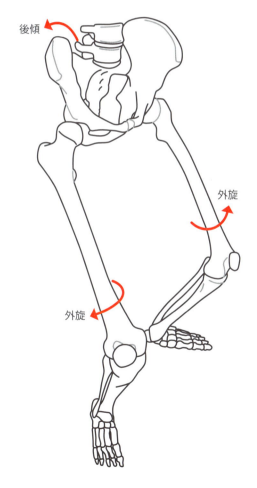

歩行の分析

● 目視による動作分析＜歩行＞

トレンデレンブルグ徴候とデュシェンヌ徴候

POINT

- 単脚支持期に遊脚側の骨盤が下がるのがトレンデレンブルグ徴候。
- トレンデレンブルグ徴候は股関節の外転筋の機能不全などが原因。
- バランスをとるためデュシェンヌ徴候を伴うことがある。

骨盤が大きく傾いてしまう

歩行時に患側の下肢だけで立脚しているときに、遊脚しているほうの骨盤が下がるのをトレンデレンブルグ徴候といいます。これは中殿筋などの股関節を外転する筋の筋力低下やまひなどが原因です。中殿筋は、骨盤の外側にあり腸骨から大腿骨につく筋で、片方の下肢で立ったとき、骨盤の腸骨を下に引っ張る作用があります。この筋力が弱いと、遊脚して骨盤にぶら下がっている下肢の重さを支えるのに精一杯で、骨盤を水平に保つことができないのです。

バランスをとるための代償運動

トレンデレンブルグ徴候があると、単脚支持期に身体が遊脚側に倒れてしまいます。そこで体幹や頭部を傾けるなどの代償運動をしてバランスをとります。

患側の下肢だけで立脚しているときに、体幹が立脚しているほうに倒れる現象をデュシェンヌ徴候といいます。こうすることで身体の重心を立脚しているほうの下肢に近づけて倒れないようにするのです。この動作に伴い、骨盤の遊脚側が持ち上がる逆トレンデレンブルグ徴候を示す場合（第1代償）と、骨盤の遊脚側が下がるトレンデレンブルグ徴候を伴う場合（第2代償）があります。いずれも身体を左右に大きく振りながら歩くことになるので、体力の消耗は大きくなります。

トレンデレンブルグ徴候があっても体幹がほとんど傾かないように見える場合（第3代償）は、骨盤の傾斜を相殺する程度に体幹を患側に傾けています。

キーワード

トレンデレンブルグ徴候
単脚立脚期に、「骨盤」の遊脚側が下がる現象。

デュシェンヌ徴候
単脚立脚期に、「体幹」が立脚側に倒れる現象。

トレンデレンブルグ徴候とデュシェンヌ徴候

トレンデレンブルグ徴候とは、単脚支持期に遊脚側の骨盤が下がること。また、デュシェンヌ徴候は体幹を立脚側に大きく傾ける代償運動で、股関節外転筋の機能不全が存在する下肢では、片足立脚となったとき、どちらかの徴候か、あるいはこの2つの徴候が合わさった代償運動が見られる。

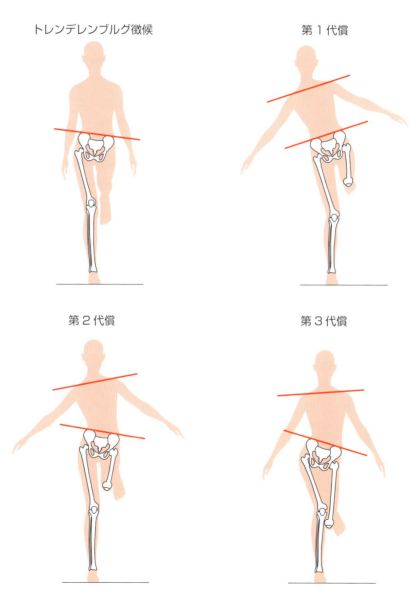

第6章 歩行の分析

目視による動作分析＜歩行＞
立脚中期における膝関節の不具合

POINT
- 重心を押し上げるべき立脚中期に膝関節が曲がってしまう。
- 膝関節の拘縮やハムストリングスの過緊張などが原因となる。
- 膝関節の屈曲が30°以上になると歩行時の異常所見が現れやすい。

立脚中期に膝関節が曲がってしまう

　立脚中期には体重を支えて身体重心を高いところまで押し上げるため、膝関節はわずかに屈曲（5°）した状態で保たれます。しかし何らかの原因で膝関節が曲がってしまうと、負担が大きい歩行になります。膝関節の屈曲が大きくなると、立脚中期にもかかとが浮いたままになったり、下腿を大きく前傾させて足底全体を着地させようとしたりといった歩行動作が見られることがあります。

　膝関節が屈曲してしまう原因としては、膝関節が屈曲した状態で拘縮している場合や、ハムストリングスの過緊張などが挙げられます。また大殿筋やヒラメ筋の筋力低下、股関節の屈曲拘縮、骨盤の後傾などの問題があると、腰をまっすぐ伸ばすことができず、その影響で膝関節が屈曲します。足関節が過度に背屈している場合も、結果的に膝関節の屈曲をまねきます。

膝関節の屈曲拘縮30°が分岐点

　立脚中期でもかかとが浮いているなどの異常所見が見られるのは、特に速く歩こうとした場合や膝関節が伸展位から30°以上屈曲した状態で拘縮している場合などです。一方、膝関節の屈曲が30°以下の場合、歩く速度が遅いと、膝が完全に伸びないこと以外明らかな異常所見は見られない傾向があり、問題を見逃さないように注意が必要です。

　反対側の遊脚しているほうの下肢が短い場合にも、遊脚側のかかとを初期接地に向けて床に近づけるため、立脚しているほうの膝関節を屈曲する動作が見られます。

キーワード

拘縮
関節が動かしにくくなった状態のこと。関節が長期間固定されたこと、筋の機能や神経の問題、皮膚、靱帯・腱・関節包の病変などが原因（→P23参照）。

立脚中期における膝関節の屈曲

立脚中期には、膝関節はわずかな屈曲位になければならない。

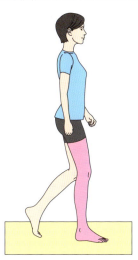

● 立脚中期に膝関節が曲がっている場合

膝関節や股関節、足関節に拘縮などの問題があると、膝関節が屈曲した状態での歩行になり身体の負担が大きくなる。下腿を大きく前傾させたり、かかとが浮いたままの歩行になったりする場合がある。

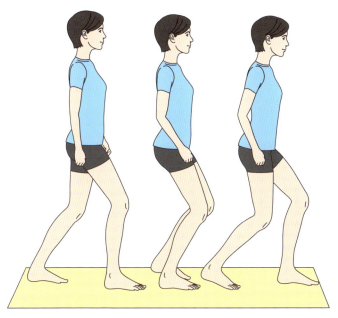

歩行の分析

● 目視による動作分析＜歩行＞
立脚後期に股関節が伸展しない

POINT
- 立脚後期に股関節が伸展しないと歩行の推進力が低下する。
- 腸腰筋が伸展せず、次に下肢を振り出すエネルギーを蓄積できない。
- 足関節の背屈や底屈の障害も股関節の伸展を妨げる。

股関節が伸展しないとステップ長が短くなる

　立脚後期は、股関節を伸展させ、床を後ろに押すように下肢を後方に送るプロセスです。ここで股関節が伸展しないと、ステップ長が短くなり、前方への推進力が低下します。また股関節が伸展して腸腰筋が引き伸ばされることは、後方で下肢が遊脚した瞬間に、その反動で腸腰筋が強く収縮し、股関節を屈曲させて下肢を前方に振り出すためにも必要です。したがって立脚後期に股関節が十分に伸展しないと、次の遊脚相に問題が生じます。

　立脚後期に股関節が伸展しない原因としては、股関節の屈曲した状態での拘縮、腸腰筋や大腿直筋、大腿筋膜張筋など股関節を屈曲する働きをもつ筋の過緊張や伸展の制限などが考えられます。また変形性股関節症などで痛みがあると、股関節の周囲の靭帯にテンションがかからないように股関節を屈曲、外転させるので、結果的に膝関節も屈曲した歩行になってしまいます。

足関節の背屈や底屈も股関節の伸展に影響する

　足関節の拘縮や、ヒラメ筋などの足関節底屈筋の遠心性収縮のコントロール不良などの理由で足関節が十分に背屈できないと、股関節を伸展して大きく後方に送り出すことができません。

　一方、足関節を底屈する腓腹筋などの筋力が低下していると、立脚後期に足関節を強く底屈させて体重を前上方に押し進めることができず、股関節の伸展が不十分となり、ステップ長も推進力も低下します。

メモ

股関節の構造と
楽な姿勢

股関節を屈曲、外転、外旋すると、大腿骨頭と骨盤の寛骨臼が最大に接触して安定する。座ってリラックスすると、股関節はこの肢位をとっている。

178

立脚後期に股関節が伸展しない

立脚後期には股関節は伸展しなければならない。

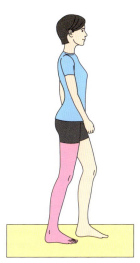

● 立脚後期に股関節が伸展しない場合

股関節の拘縮や股関節に関わる筋の問題などで股関節が伸展しないと、体幹を前傾することで下肢を後ろに送ろうとする。ステップ長が小さくなり、前進する推進力が低下し、次の遊脚にも影響を及ぼす。

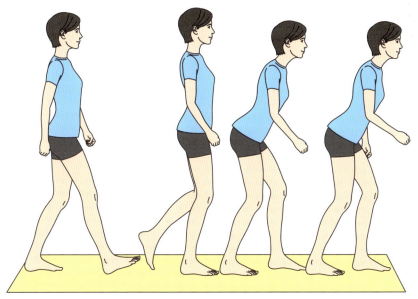

● 目視による動作分析＜歩行＞
遊脚相での下肢や体幹の動作の異常

- 遊脚相は、足を床に引っかけず大きく前に振り出す必要がある。
- 体幹が前後に大きく動揺するなど異常所見が見られる。
- 体幹が前後に動揺するのは股関節の拘縮が大きな要因。

遊脚相の異常所見

　遊脚相で床を離れた下肢は、体重を支えたり身体重心を前方に移動させたりといった働きはしていませんが、足が床にひっかからないように下肢を大きく前方に振り出す働きは、ステップ長をかせぎ、次の接地と荷重に向けた準備として重要です。

　遊脚相に見られる異常所見には、股関節が拘縮しているために体幹が前後に大きく動揺する歩行や、膝関節を伸ばした状態で外側に振って前に回してくるような歩行、股関節と膝関節を曲げた状態で下肢を外側から前に回してくる歩行、足関節が脱力してだらりと下がった状態で前に振り出す歩行などがあります。下肢を外側から回す歩行動作と下肢が脱力した歩行動作は、次項で解説しています。

体幹が大きく前後に動揺する理由

　遊脚するほうの股関節に拘縮があって可動域が極度に制限されている場合、下肢を遊脚させて後方から前に振り出すには、骨盤や体幹の動きを使うしかありません。立脚後期から前遊脚期に下肢が後方にあるときは骨盤と体幹が前傾し、次の遊脚中期から後期にかけては、骨盤と体幹を後傾させ、遊脚側の骨盤を前に回旋させることで下肢を前方に振り出します。このような動作をする結果、体幹が大きく前後に揺れる歩行動作になります。

　股関節が拘縮する原因疾患は、子どもの頃の股関節形成不全の後遺症や加齢などによって起こり、股関節に痛みを生じる変形性股関節症が代表的です。

 メモ

無理な歩行は体力を消耗する
歩行は重力が推進力になるため、エネルギー消費量は小さい。しかし体幹を前後させたり、下肢を大きく回したりといった無理な動作を要すると、歩くだけで体力を消耗することになる。

180

遊脚の異常その①

遊脚相では体幹がまっすぐに立った状態で、下肢が二重振り子の原理で後方から前方に大きく振り出される。

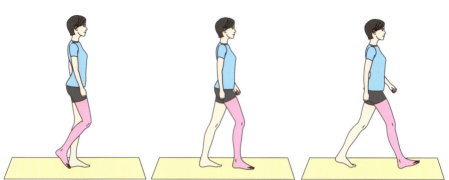

● 股関節の拘縮がある場合

股関節に拘縮があると、遊脚の直前に股関節が十分に伸展しておらず、股関節を使った遊脚ができない。そこで体幹を大きく前後に動かし、全身で遊脚した下肢を前に送り出す。

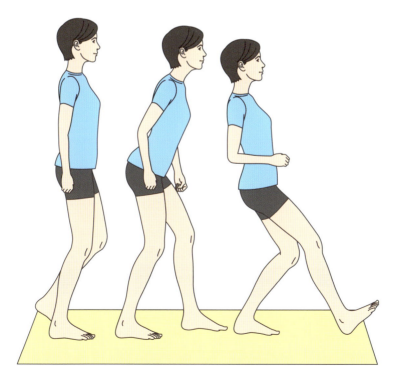

歩行の分析

● 目視による動作分析＜歩行＞

遊脚した下肢を分回す歩行

POINT
- 膝関節に屈曲制限があると下肢を外から回す分回し歩行になる。
- 足関節が底屈位で拘縮していると分回し歩行と尖足歩行が見られる。
- 足関節が下垂すると、足底が叩きつけられるような初期接地になる。

膝関節の屈曲制限

　遊脚相では、遊脚しているほうの足が床に引っかからないようにする必要があるので、股関節や膝関節を曲げて下肢を持ち上げる必要があります。しかし膝関節に屈曲制限があると、膝を伸ばしたまま、下肢を後方から外側に振りつつ前方に持っていかなければなりません。このような歩行動作を分回し歩行といいます。

足関節の問題による遊脚相の異常

　足関節が背屈できなかったり、尖足や底屈位での拘縮があったりする場合、遊脚の過程でつま先が床につかないようにするため、股関節と膝関節を屈曲して、なおかつ下肢を外側から分回すような動作になります。この場合、次の段階の初期接地はつま先での着地となります。常につま先で歩行する動作は、尖足歩行または鶏歩行と呼ばれます。

　前脛骨筋の筋力低下やまひなどで足関節が背屈できない場合、遊脚相で下肢を持ち上げると、足がだらりと垂れ下がった底屈位になります。これを下垂足（drop foot）といいます。この場合、遊脚相で足が床に引っかからないようにするため、股関節と膝関節を過度に屈曲させて下肢を前に振り出します。次の初期接地は、つま先がつき、すぐに足底全体が叩きつけられるような着地になります。

　同様に遊脚相に過度に股関節や膝関節を曲げたり、体幹が傾斜したりする場合、直前の立脚後期に股関節が伸展できず、腸腰筋が伸ばされないため、そのあと反動で股関節を屈曲できないことが要因になっていることがあります。

　キーワード

分回し歩行
分回しとは、球関節の構造をしている股関節や肩関節で、四肢をぐるぐる回す運動のこと。分回し歩行とは、歩行時に股関節に分回し運動が見られるもの。

尖足
足関節が底屈し、つま先立ちをしたような形に拘縮した状態。その状態で立とうとしても床にかかとが着かない。

下垂足（drop foot）
足関節が脱力し、下肢を持ち上げると足がだらりと底屈位になるもの。

遊脚の異常その②

P181で図示したほか、以下の2パターンがよく観察される。

● 分回し歩行 2 パターン

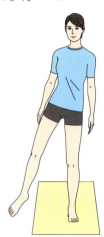 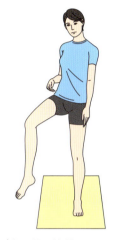

膝関節が屈曲できない場合、膝を伸ばしたままでの分回し歩行になる。

足関節が底屈位で拘縮している場合は、膝関節を曲げて、分回し歩行をする。

● 下垂足

下垂足（drop foot）がある場合の遊脚相
前脛骨筋の筋力低下などで足関節が脱力している場合、遊脚すると足がだらりと底屈位になる。その状態で遊脚する場合、足が床につかないように股関節と膝関節を強く屈曲して下肢を持ち上げたのち、つま先から、足底を床に叩きつけるように着地する。

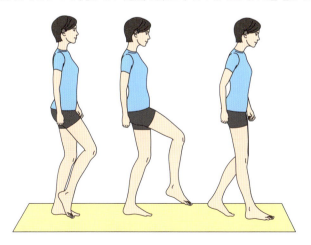

起立や歩行の動作を助ける機器とその選択

　寝返り、起き上がり、起立・着座、歩行といった基本動作が困難な人や、それを介助する人のための機器には多種多様なものがあります。さまざまな形状や設置方法がある手すり、座面が持ち上がって起立動作を助けるクッションや椅子、移乗を行うリフト、移動を助ける車椅子や歩行器などは日常的に使われています。近年はロボット技術などを応用し、利用者と介助者の利便性や安全性の向上と負担の軽減を追求した機器も次々に開発されています。しかしどんな機器も、利用者の動作のどこに問題があるのか、どんなところを補助すれば効果的なのかを見極めて導入する必要があります。また動作の評価だけでなく、その人の生活習慣や生活環境なども考慮しなければ効果的な選択はできません。

　例えば歩行が難しい人の移動を助ける車椅子は、基本的には安定した座位がとれなければ安全に使えません（臥位や半座位用のものもあります）。自分で動かせる自走式と介助者が押す介助式があり、幅や車輪の大きさにもいくつものタイプがあるので、どのタイプが最適か吟味する必要があります。ブレーキをかけずに立ち上がったり、フットレストの上に立ち上がったりすれば大変危険ですし、段差にひっかかった反動で身体が前に転げ落ちるといった事故が起こりうることも知っておくべきです。またリハビリ施設では上手に使えても、家の中では小回りがきかず、活動の自由を奪う結果になってしまうこともあります。

　高度な技術が導入され、デザイン性も高い電動車椅子があります。電動でありながらコンパクトで狭い場所でも方向転換ができるものや、体重移動で動かせるものも開発されています。しかしそういった最先端の機器も万人に適合するとは限りません。機器の特徴と、利用者の運動機能や認知機能、本人や家族などの希望とをすり合わせ、できれば試用したうえで、選べるといいでしょう。最適な機器を選択できるよう支援することが大切です。

索引

あ行

アームライン……………………………86
アライメント……… 32、72、84、86、134、142
安定戦略…………… 104、118、120
異常運動……………………………16
異常所見…………………… 176、180
位置エネルギー…………… 138、144
一次的可動域制限………………………22
逸脱、逸脱運動、逸脱所見…… 16、24、62、64、66、74、90、116、162
運動エネルギー………………… 138
運動学……………………………14
運動障害…………………………22
運動単位…………………………18
運動まい…………… 62、64、68
運動量………………… 38、72
運動量戦略…… 104、118、120、126
運動連鎖………………………… 172
遠心性…………………………… 118
遠心性収縮……… 18、20、148、150、154、156、158、166、178
鉛直…………… 30、34、72、76、116
鉛直位………………… 108、128、132

か行

臥位……………………… 42、72、94
介助、介助量………………… 14、162
回旋………………… 52、54、72、88
外旋、外旋位………… 68、92、94、128、154、168、172
回旋運動…………… 42、44、46、54、56、68、72、76、82
回旋筋腱板……………………………82
外側thrust ………………… 170、172
外転………… 34、38、64、68、92、128、160、174、178
回転運動… 28、30、36、52、66、68、78、80、82
回転軸………………… 80、84、148
回内………………………………… 172
外反………………………… 170、172
回避行動…………………………24
外腹斜筋……………………… 54、56
解剖学……………………………14
外力………………………………36

起き上がり、起き上がり動作… 14、44、46、72、74、76、78、82、88、90、92、94、98

185

索引

カウンターウェイト……………… 92、98
過緊張………… 22、166、176、178
角運動量…………………………38
下肢……… 44、46、122、138、146
　　　　　　　　　　152、162、168
荷重…… 24、108、122、130、132、
　　　　　　　　　142、164、180
荷重応答期…… 140、142、156、160、
　　　　　　166、168、170、172
過剰努力………………… 64、90、92
過伸展……………… 16、166、168
下垂足………………………… 182
仮説…………………………… 14
下側肩甲骨……………………… 52
下腿…… 106、108、112、118、126、
　　　　　146、156、158、164、168
下腿三頭筋……………… 150、156
構え……………………………32
患側…………………………… 174
慣性、慣性の法則… 30、78、114、158
関節可動域………… 22、62、64、68
関節包………………………22、166
拮抗筋……………………… 114、116
機能障害………… 18、20、42、168
機能不全……… 18、20、62、64、66、

96、128
基本動作……… 12、14、32、42、60、
　　　　　　　　　　102、120
逆トレンデレンブルグ徴候……… 174
求心性収縮……………………… 18
急制動……………… 78、80、114、124
仰臥位…………………………… 80
胸郭…………… 52、54、82、84、96
強直……………………………22
胸椎………………… 54、66、96、98
起立、起立・着座、起立動作……… 14、
　　　　102、104、106、114、116、120、
　　　　　122、124、126、130
筋緊張………………………… 64、130
筋性防御………………………… 22
屈曲拘縮……………………… 176
屈曲、屈曲運動…… 44、48、50、66、
　　　　　　　72、88、94、166、172
屈曲位…………………… 130、142
屈曲回旋、屈曲回旋パターン… 44、46、
　　　　　　48、50、56、60、62、66、
　　　　　　　　　88、90、92
屈曲制限………………… 126、182
屈曲内転…………………………96
屈曲0°………………………… 160

186

脛骨……………………………………156
鶏歩行…………………………………182
健側……………………………………130
肩甲上腕リズム………………………64
肩甲帯………………………42、46、50
肩峰突起………………………………64
後十字靭帯……………………………154
抗重力伸展活動………………………120
抗重力伸展機能………………………124
拘縮………22、176、178、180、182
合力……………………………………34
股関節…16、38、44、92、98、106、
　　　　108、128、156、180、182
骨盤帯………………………………42、44
固有受容器……………………………24

さ行

座位………94、102、104、122、132
最大伸展位……………………………144
サイドステップ………………………38
作業療法士……………………………12
坐骨結節………108、110、132、160
作用線………………………………36、38
シークエンス………28、46、48、74、
　　　　76、80、88、106、108

椎骨……………………………………54
弛緩性まひ……………………………64
支持基底面……34、38、72、76、84、
　　　　86、88、96、98、102、104、106、
　　　　108、112、116、118、134
支持脚…………………………………34
姿勢……………………………………32
姿勢筋緊張……………………………48
姿勢の制御、姿勢制御………32、102
膝関節……16、108、152、154、156、
　　　　160、166、170、172、182
尺側手根間関節…………………84、86
尺側手根部……………………………84
重心、重心線………32、34、36、38、
　　　　76、86、102、104、106、
　　　　116、118、134、138、168
重力……………28、34、36、38、72、
　　　　138、156
手根………………………………76、84
手根部…………………………………98
主動筋……………………………118、124
主動作筋………………………54、56、82
上肢………42、50、64、74、82、86、
　　　　88、90、92、94、96、120、
　　　　122、162

187

索引

小指球……………………… 52、84、86
上側肩甲骨………………… 52、82
情動的原因………………………24
上腕三頭筋………………………84
初期接地……… 140、142、144、146、
　　　　　　　　156、164、170、176
自立………………………… 72、162
身体重心… 28、30、32、34、36、38、
　46、50、54、58、72、74、76、84、
　86、94、98、102、104、106、108、
　110、112、114、116、118、120、
　122、124、126、130、132、138、
　　　　142、144、160、176、180
伸展…… 44、48、66、96、106、130、
　　　　　　　　　152、156、178
伸展位……………… 118、154、160
伸展回旋パターン… 44、62、66、90
伸展活動…………………………94
深部知覚…………………………24
垂直位…………………………122
水平外転………………… 80、90
水平内転………………………80
水平内転軸……………………78
スーパーフィシャル・フロント・
アームライン……………………86

スクワット……………………… 102
ステップ長………… 150、178、180
制御…… 18、20、24、28、48、102、
　　　　　　　118、120、124、158
静止姿勢……… 30、32、34、36、38
正中……………………………… 120
正中線………………………… 142
脊柱… 42、54、110、118、132、134
前十字靭帯…………………… 154
仙結節靭帯…………………… 152
尖足、尖足歩行……………… 182
仙腸関節……………………… 152
前方突出… 50、52、54、58、62、64、
　　　　　　　66、68、76、82、90
前遊脚期……… 140、142、144、180
側臥位………… 46、56、74、78、94
足関節…… 20、32、104、106、108、
　　　112、126、128、142、150、
　　　152、154、156、164、168、
　　　　　　　178、180、182
側屈…………………… 34、62、74

た行

体位………………… 28、32、34、36
体軸………………………………80

体軸内回旋……　42、44、54、56、60、
　　　　　　　　62、64、66、90
代償、代償運動……　16、20、24、60、
　　　　　　　　88、96、98、130、174
体節……………　42、54、60、62、92
大腿………　86、108、112、114、126、
　　　　146、154、156、158、160、172
大腿直筋………………………… 116
大殿筋…………………………… 156
大内転筋………………………… 156
立ち上がり動作………………… 114
立ち直り反応……………………46
単関節筋………………………… 116
単脚支持………………………… 144
単脚支持期……　140、160、172、174
知覚異常…………………………24
力の釣り合い……………………28
着座、着座動作…14、102、104、108、
　　　　　　　　118、120、132
中枢神経…………………………20
中枢性、中枢性原因………… 18、20
中足指節間関節………　144、148、150
中立位………　110、118、122、134
長座位………………　76、84、86、98
ディープ・バック・アームライン……86

底屈………　20、32、106、112、128、
　　　　　　　154、164、168、178
底屈位…………………… 150、182
底屈筋…………………………… 118
底背屈0°………………… 152、154
てこ、てこの原理………………28
デュシェンヌ徴候……………… 174
殿部離床、殿部離床時………　112、114、
　　　　　　　120、124、126、128
頭頸部コントロール……………48
動作障害…………… 16、18、24
動作分析…………… 12、14、28、88
動作メカニズム………　14、36、88、
　　　　　　　　　　　　104、108
等尺性収縮………………………18
疼痛………………………………24
倒立振子………………… 138、148
努力性反応………………………62
努力量……………………… 60、88
トレンデレンブルグ徴候………… 174

な行

内旋………………　64、128、154、172
内側thrust ……………… 170、172
内転……34、80、82、128、160、172

189

索引

内転・内旋……………………… 128
内反……………………… 170、172
内腹斜筋………………… 54、56
二関節筋……………………… 116
二次的可動域制限………………22
二重振子……………………… 158
寝返り、寝返り動作……… 14、42、44、
　　46、48、50、54、56、58、60、64、
　　　　　68、72、74、78、88、90

は行

バイオメカニクス………… 28、30
背屈…… 104、106、108、112、126、
　　　　　　134、166、178、182
背屈位………………………… 150
背屈筋………………………… 164
背底屈………………………… 142
ハムストリングス………………98
反射…………………………… 166
反力、抗力………………… 30、34
膝崩れ…………………… 134、168
腓腹筋…………………………20
表在知覚………………………24
ヒラメ筋………… 20、150、156
フォアフットコンタクト……… 164

腹斜筋…………………… 66、94
腹直筋…………………… 66、94
不使用の学習……………………20
フットフラットコンタクト……… 164
分回し歩行…………………… 182
並進運動…………………………36
歩行、歩行動作… 14、120、138、140、
　　　　148、156、160、162、178、
　　　　　　　　　　180、182
歩行周期………………… 140、142
補助具………………………… 162
歩幅…………………………… 162
歩容…………………………… 162

ま行

末梢性、末梢性原因………………18
目視観察…………………………14

や行

遊脚…… 144、146、154、160、172、
　　　　　174、176、178、180、182
遊脚側………… 160、174、176、180
遊脚期………………………… 144
遊脚後期………………… 146、158
遊脚初期……………………… 146

遊脚相… 140、144、146、150、152、
　　　　　158、178、180、182
遊脚中期………………… 146、180
誘導…………………………… 14、50
床反力………………… 34、36、38、86
床反力作用点…… 30、58、110、112、
　　　　　114

ら行

リーチ…… 42、44、46、50、52、54、
　　　　　64、66、74、76、82
リーチ不全……………………………64
理学療法士………………… 12、14
力学………………………… 28、78
力学的課題……………………………72
立位……32、34、38、102、104、106
立脚………………………… 174、176
立脚後期……… 140、144、158、160、
　178、180、182
立脚相………………… 120、140、142
立脚中期…140、144、156、172、176
リハビリテーション……… 12、28、72
両脚支持期…………… 140、144、160
両側性活動…………… 50、62、92
連合反応…………………… 64、68、92

れん縮………………………………20
ローヒール………………………… 164
ロッカー機能……………………… 148

数字

第1代償………………………… 174
第2代償………………………… 174
第3代償………………………… 174

AtoZ

ankle rocker ……………………… 150
drop foot ………………………… 182
forefoot rocker ………………… 150
heel rocker ………… 148、164、166
on elbow …… 74、76、78、80、82、
　　　　　88、90、92、94、96、98

191

【監修者紹介】

石井 慎一郎 (いしい・しんいちろう)

社会医学技術学院理学療法学科卒　理学療法士。永生会永生病院リハビリテーションセンター勤務。国際医療福祉大学大学院福祉支援工学分野博士課程修了、博士（保健医療学）。神奈川県立保健福祉大学リハビリテーション学科教授を経て、2018年より国際医療福祉大学大学院　福祉支援工学分野教授。著書に『動作分析　臨床活用講座』（メジカルビュー社）など。

編集協力	有限会社ヴュー企画（佐藤友美）
カバーデザイン	伊勢太郎（アイセックデザイン）
本文デザイン・DTP	有限会社PUSH
執筆協力	清水一哉（沙羅巳画文工房）、鈴木泰子
イラスト	内山弘隆

運動・からだ図解　リハビリに役立つ動作分析の基本　新版

2024年12月25日　初版第1刷発行

監修者	石井慎一郎
発行者	角竹輝紀
発行所	株式会社マイナビ出版
	〒101-0003
	東京都千代田区一ツ橋2-6-3 一ツ橋ビル2F
	電話　0480-38-6872（注文専用ダイヤル）
	03-3556-2731（販売部）
	03-3556-2738（編集部）
	URL　https://book.mynavi.jp

印刷・製本　シナノ印刷株式会社

※定価はカバーに表示してあります。
※落丁本、乱丁本についてのお問い合わせは、TEL0480-38-6872（注文専用ダイヤル）か、電子メールsas@mynavi.jpまでお願いいたします。
※本書について質問等がございましたら、往復はがきまたは返信切手、返信用封筒を同封のうえ、㈱マイナビ出版編集第2部書籍編集課までお送りください。
お電話でのご質問は受け付けておりません。
※本書を無断で複写・複製（コピー）することは著作権法上の例外を除いて禁じられています。

ISBN978-4-8399-8847-0
©2024 Shinichiro Ishii
©2024 Mynavi Publishing Corporation
Printed in Japan